DU

RETRÉCISSEMENT PULMONAIRE CONGÉNITAL

CHEZ L'ADULTE

Par Gustave CARRIÈRE

Docteur en Médecine

de la Faculté de Paris

PARIS
IMPRIMERIE DES ÉCOLES
HENRI JOUVE
23, Rue Racine, 23

1888

RETRÉCISSEMENT PULMONAIRE CONGÉNITAL

CHEZ L'ADULTE

Par Gustave CARRIÈRE

Docteur en Médecine

de la Faculté de Paris

PARIS
IMPRIMERIE DES ÉCOLES
HENRI JOUVE
23, Rue Racine, 23

1888

A MES PARENTS

A MES AMIS

A MON PRÉSIDENT DE THÈSE

M. LE PROFESSEUR PROUST

Membre de l'Académie de Médecine

Médecin de l'Hôtel-Dieu

Officier de la Légion d'honneur

Les affections cardiaques congénitales chez l'adulte, sans être fréquentes, ne sont pas aussi rares qu'on pourrait tout d'abord le supposer; elles sont en effet loin d'être incompatibles avec l'existence. Si le plus souvent de pareilles altérations déterminent la mort dès la naissance, il n'en est pas toujours ainsi; on voit parfois des malades porteurs de ces affections vivre longtemps, fort longtemps même; et si les cas qu'on observe dans l'enfance et l'adolescence sont plus fréquents, on en a rencontré cependant jusque dans l'extrême vieillesse.

Ces lésions apparaissent dans la vie intra-utérine d'assez bonne heure, généralement dans le troisième mois. Le siège de prédilection de ces affections est l'artère pulmonaire; les altérations qui se montrent alors s'opposeront plus tard au développement régulier du cœur: ce sera par exemple la cloison interventriculaire qui ne se formera pas du tout ou se formera mal, ce sera encore la persistance partielle ou totale du trou de Botal ou bien la persistance partielle ou totale du canal artériel, etc, etc. —

Outre ces malformations congénitales qui se rencontrent chez l'adulte, il en est d'autres qui se forment de toute pièce en dehors de la vie intra-utérine et qui produisant sur le cœur des altérations analogues aux affections congénitales; ces altérations sont ce qu'on est convenu d'appeler affections acquises. Les lésions de l'artère pulmonaire chez l'adulte seront donc de deux variétés, les unes congénitales, les autres acquises.

Nous nous occuperons seulement des premières au point de vue anatomo-pathologique et symptômatique, nous nous attacherons surtout à faire ressortir leur longue évolution; nous montrerons la fréquence relative de l'état latent de ces affections et leur apparition soudaine.

DIVISION DES MATIÈRES

I. — Historiques de la sténose pulmonaire congénitale.

II. — Description anatomo-pathologique ;

1. De la sténose congénitale simple de l'artère pulmonaire (description surtout du rétrécissement le plus habituel de ce vaisseau.) ob. I. III.
2. Des complications cardiaques les plus habituelles de la sténose pulmonaire chez l'adulte.
3. Rétrécissement de l'artère pulmonaire avec inoculations interventriculaire. ob. IV. V.
4. Rétrécissement de l'artère pulmonaire avec persistance du trou de Botal. ob. VII ob. IX.
5. Rétrécissement de l'artère pulmonaire avec communication des oreillettes et des deux ventricules. obs. VI.
6. Diagnostic anatomo pathologique différentiel de la sténose acquise et congénitale.

III, — Symptômatologie de la sténose au niveau d es

valvules exempte d'autres complications cardiaques. Cette sténose quelle soient congénitale ou acquise, nous servira de type comme description.

IV. — Enfin nous terminerons par l'étude de l'évolution et du diagnostic des affections congénitales de l'artère pulmonaire chez l'adulte, et nous passerons rapidement en revue les signes de l'inocclusion inter-ventriculaire.

Nous avons puisé dans le service de M. le Professeur Proust les matériaux de cette thèse ; il nous a permis d'étudier un malade atteint de rétrécissement pulmonaire dont nous rapportons l'observation jointe à quelques autres prises dans la littérature médicale. Nous tenons à le remercier ici de son extrême obligeance et à lui exprimer toute notre reconnaissance pour l'honneur qu'il a bien voulu nous faire en présidant notre thèse.

HISTORIQUE

Dans la vie extra-utérine, et particulièrement à l'âge adulte, il est un fait incontestable, reconnu par tous les cliniciens, c'est que le cœur droit jouit d'une immunité à peu près absolue; les lésions des valvules soit auriculo-ventriculaire, soit signoïdes y sont aussi rares qu'elles sont fréquentes dans le cœur gauche. A quoi doit-on attribuer cette différence? Deux opinions ont été émises. Les uns en cherchent la cause dans de prétendues propriétés irritantes du sang artériel qui déterminent des accidents de phlogose sur l'endocarde. Cette façon d'expliquer les choses est loin d'être satisfaisante. Les autres se rangent à l'avis qu'en donne Péter; pour cet éminent clinicien, si le cœur gauche présente des altérations plus fréquentes que le cœur droit, c'est qu'il travaille davantage, c'est qu'il a un surcroît de besogne plus considérable à accomplir. Le cœur gauche étant destiné à mettre en mouvement toute la masse sanguine, étant destiné à projeter dans les dernières ramifications de l'arbre artériel cette masse sanguine, n'est-il pas naturel de penser que la fréquence des altérations de ce cœur soit en raison directe de son activité fonctionnelle? Dans la vie intra-utérine les rôles sont renversés, le ventricule droit chasse directement dans l'aorte par l'intermédiaire du canal artériel la plus grande partie du sang fœtal, car les poumons ne fonctionnant pas, la petite circulation se trouve pour ainsi dire supprimée ou du moins considérablement diminuée chez le fœtus; les veines pulmonaires ne ramènent rien au cœur gauche qui est alors dans un état de repos relatif, tandis que le cœur droit suffit à assurer la circulation fœtale. Ainsi explique-t-on la prédilection des endocardites fœtales pour le cœur droit. Dans la vie extra-utérine les endocardites droites sont au contraire beaucoup plus rares ; elles existent cependant surtout dans les endocardites infectieuses et en particulier comme l'a signalé M. Netter dans la pneumonie infectieuse.

A côté des altérations acquises on trouve chez l'adulte des lésions datant de la vie intra-utérine; ce sont les affections congénitales que nous avons plus particulièrement en vue. Ces affections sont assez rares. Malgré tous nos efforts à rechercher toutes les observations qui ont été publiées en France sur le cas de rétrécissement de l'artère pulmonaire congénital chez l'adulte, nous n'avons pu en trouver qu'un très-petit nombre. Ces rétrécissements ont été étudiés surtout au point de vue fœtal et au point de vue pathogénique; quoique nous nous occupions surtout de leur évolution ultérieure, nous ne pouvons passer sous silence les opinions émises à ce sujet.

Quelle est donc la cause du rétrécissement congénital ? Les avis à cet égard sont partagés ; plusieurs questions en effet se posent. Se trouve-t-on en présence d'un arrêt de développement ou d'une malformation tératologique ?

ou se trouve-t-on en présence d'une lésion inflammatoire, d'une endocardite ayant produit cette sténose ?

A l'opinion de malformations congénitales se range Baër. Baër en donne l'explication suivante reproduite par Pise dans sa thèse inaugurale (Paris 1854). Nous résumons substantiellement l'idée de l'auteur. Baër explique en un mot le rétrécissement de l'artère pulmonaire et la communication interventiculaire par le cloisonnement anormal et inégal du bulbe de l'aorte. Aux yeux d'un grand nombre d'auteurs cette explication assez vraisemblable ne peut s'appliquer à tous les cas.

Dusch pense que la sténose pulmonaire doit être considérée comme survenue après la naissance par suite d'un défaut congénital des cloisons.

Heine et Halberstma placent l'origine de la sténose dans une direction anormale vers la gauche de la cloison interventriculaire. La conséquence de cette théorie serait, aux yeux de leurs auteurs, l'embouchure de l'aorte dans le ventricule droit, le développement incomplet de la cloison interventriculaire et la sténose de l'orifice pulmonaire.

Gintrac, Louis, Barguillières, Bouillaud et bien d'autres ont fixé l'attention du monde médical, comme cause productrice de la sténose pulmonaire, sur l'existence de l'endocardite et de l'endo-myocardite dans le cours de la vie intra-utérine.

Friedreich et Forster ont signalé cette endocardite et cette endo-myocardite comme plus fréquente à droite, et la raison de ce lieu d'élection devrait être mis sur le compte de la pression que le sang exerce sur les valvules de l'artère pulmonaire.

Cette explication pourrait être défendue, avec juste raison, à cause du mode spécial de la circulation chez le fœtus.

Pour d'autres, le rétrécissement de l'artère pulmonaire serait bien dû à l'endocardite, mais cette endocardite fœtale serait le résultat des interruptions de la circulation dans les artères ombilicales et du placenta, à cause du rapport intime qui unit le ventricule droit à cet organe et à ces vaisseaux.

Pour le professeur Fabre (de Marseille), le sang maternel serait la cause de tout le mal. Au contact de ce liquide dans le placenta, le sang fœtal s'imprégnerait de germes morbifiques ». « C'est ainsi, dit-il, dans une de ses « cliniques, que le rhumatisme, l'état puerpéral se transmet « de la mère à l'enfant. Dans trois cas de cyanose observés, il y avait arthritisme chez la mère; il est probable que, dans chacun de ces cas, la mère eut son endocardite à l'orifice pulmonaire de son enfant. »

Le docteur Rochoux (de Saint-Pétersbourg), dans une communication verbale, en 1869, à la Société des Médecins de Dresde, déclarait avoir rencontré en quelques années trois cents endocardites fœtales, dont quinze seulement à gauche.

Parrot, un des observateurs les plus consciencieux des hôpitaux de Paris, est loin de partager cette manière de voir; il va si loin dans sa répugnance à admettre l'endocardite fœtale, que, tout en assignant au rétrécissement de l'artère pulmonaire un travail pathologique proprement dit, il aime mieux réserver son opinion sur ce point que de le déclarer de nature inflammatoire.

Ce qu'on a pris si fréquemment pour l'endocardite, est tout bonnement une lésion liée à une évolution du cœur, ayant pour point de départ des hémorrhagies intra-valvulaires et, comme forme première, des tumeurs sanguines ou hématomes. Ultérieurement, au niveau de ces petites tumeurs sanguines, se développeront de petites proliférations qui se transformeront « en nodosités lisses, « transparentes, fibroïdes, se confondant de la façon la « plus intime avec les valvules. »

Cette dernière lésion est l'hémato-nodule qui a été l'objet d'un mémoire publié en 1874, par Parrot, dans les Archives de physiologie.

Pour Cruveillier, « le rétrécissement pulmonaire, lors « même qu'il serait congénital, est toujours le résultat « non d'un arrêt de développement, non d'une conforma- « tion primitive des germes, mais d'une maladie, d'une « irritation des valvules sigmoïdes qui ont amené leur « épaississement, l'adhérence intime de leurs bords li- « bres, adhérence qui eut sans doute été complète sans « la contraction du ventricule droit projetant le sang « entre les bords libres des valvules, et y maintenant un « pertuis plus ou moins considérable. »

Mentionnons, en terminant, le mémoire de Roger sur les malformations congénitales des deux cœurs ; bien que ce mémoire ne parle qu'indirectement du rétrécissement pulmonaire, et qu'il passe sous silence l'étiologie des malformations du cœur, il nous servira pour l'étude stéthoscopique de l'inocclusion de la cloison inter-ventriculaire.

Tels sont les principaux noms qui se rattachent à l'étude des malformations du cœur en général, mais particulièrement à l'étude de la sténose de l'artère pulmonaire soit simple, soit associée à d'autres altérations également congénitales.

ANATOMIE PATHOLOGIQUE

La sténose pulmonaire congénitale peut se faire au niveau des valvules sigmoïdes, en aval de ces valvules ou en amont :

La sténose pulmonaire au niveau des valvules sigmoïdes résulte de la soudure de ces valvules qui sont réunies entre elles par la portion continue de leurs bords, forment une sorte de diaphragme percé d'un orifice central à diamètre plus ou moins grand que doit traverser le sang pour pénétrer dans l'artère pulmonaire. L'effort exercé par la colonne sanguine pour passer à travers cet orifice a pour résultat de donner à ce diaphragme le forme d'un dôme, dont la partie concave regarde du côté du ventricule, et dont la partie convexe regarde l'artère.

Si après avoir coupé ce vaisseau perpendiculaire à sa direction, à deux centimètres au-dessus de son point d'origine, on dirige ses yeux dans l'intérieur de l'artère, on voit aussitôt la partie convexe de ce dôme faire saillie dans le vaisseau à la façon du museau de tanche dans la cavité vaginale. A la partie centrale de ce dôme, on aperçoit un petit pertuis généralement circulaire (obs. I, III, IV, VII, ou ovalaire (obs. V). La dimension de cet orifice central est également variable, il peut avoir 4 millimètres de diamètre (obs. Ire), 8 millimètres (obs. III), atteindre le volume du petit doigt (obs. IV), (obs. V), admettre une sonde de trousse, ou bien avoir un diamètre de quatre lignes, (obs. VII).

La face supérieure convexe du dôme, dans sa partie périphérique attenante aux parois du vaisseau peut présenter un sillon circulaire, divisé en trois par trois plicatures disposées en forme de rayon allant du bord libre du dôme à la partie périphérique. Ces plicatures qui sont les vestiges de la soudure des valvules sigmoïdes sont seulement apparentes à la partie supérieure du dôme ; la face inférieure concave du dôme n'en présente pas la moindre trace. Le sillon circulaire périphérique dont nous avons parlé tout à l'heure n'est pas mentionné dans les observations que nous reproduisons.

On retrouve la présence des plicatures le plus généralement, cependant il est possible que parfois on n'en puisse retrouver la moindre trace (obs. VII).

L'altération des valvules est-elle peu considérable, elles sont peu épaissies, et la partie libre jouit d'une certaine mobilité, la partie moyenne également et l'accolement de l'orifice peut se faire, et dans ce cas l'accolement des bords libres des valvules est suffisant pour empêcher le rétrécissement d'être compliqué d'insuffisance.

Lorsque la sténose est plus avancée, les valvules perdent toute élasticité ; dures, opaques, épaissies, rugueuses, d'apparence cartilagineuse ou calcaire, elles circonscrivent un orifice toujours béant dont les bords sont rigides et alors apparait l'insuffisance.

Si les altérations valvulaires sont encore poussées plus loin, les valvules deviennent complètement ossifiées et l'orifice intervalvulaire devient de plus en plus étroit, de plus en plus rigide. Nous nous hâtons cependant de dire que les rétrécissements congénitaux de l'artère pulmonaire, aboutissant à une de ces deux dernières formes d'altérations, sont fort rares. Dans les observations que nous reproduisons ici sur le rétrécissement congénital chez l'adulte il n'en est qu'une qui mentionne pareilles altérations, et encore ne s'agit ici que d'une incrustation, d'une des trois valvules. Les deux autres étaient libres et souples.

D'une façon générale l'origine de l'artère pulmonaire à son point d'insertion ne présente rien que de physiologique, cependant parfois l'anneau d'insertion de l'artère pulmonaire apparait- plus ou moins rétracté ; ce fait s'observe quand le rétrécissement porte à la fois et sur l'infundibulum et sur les valvules. La sténose dans ce cas peut être linéaire parfois, mais est toujours de fort petites dimensions. Tel est le cas de l'observation IV ou l'infundibulum était fort rétréci. Quant aux végétations minuscules de 1 et 2 millimètres, parfois plus volumineuses, à base d'insertion peu adhérente, formant le plus souvent collerette au pourtour de l'orifice intervalvulaire plus ou moins étroit, et existant assez souvent dans le cas de rétrécissement acquis, nous ne les avons pas rencontrées dans le cas de rétrécissements congénitaux.

B. — Sténose au niveau de l'infundibulum, sténose préartérielle de C. Paul

Cette anomalie est constituée par le rapprochement des parois à l'artère à la suite d'une propagation d'un endartérite, qui entraîne le froncement des parties du vaisseau. L'infundibulum peut présenter plusieurs variétés de rétrécissements, dont les deux principaux sont les suivants: l'infundibulum, peut être rétréci dans toute son étendue, ou seulement partiellement sur un point de son parcours. Quand la sténose porte sur tout son parcours, le calibre du canal ainsi formé est plus ou moins irrégulier, ampullaire, capellaire, d'un diamètre quelque fois inférieur à celui d'une plume d'oie, quand la sténose ne porte que sur un point de l'infundibulum, le rétrécissement présente la forme dite en sablier. La sténose préartérielle, en tant que rétrécissement unique, est fort rare, elle est le plus souvent associée à la sténose des valvules sigmoïdes (Ob. IV).

Dans quelques cas où le rétrécissement siégeait au niveau de l'infundibulum on a trouvé des malformations des valvules semi-lunaires sans aucune trace de lésion inflammatoire. Dans certains cas il y avait deux valvules, ou bien on ne trouvait qu'un voile membraneux divisé en deux valvules, ou bien on ne trouvait qu'un voile membraneux divisé en deux parties laissant entre elles un orifice assez petit, mais les valvules étaient souples et ne présentaient aucune induration. La malformation était évidente, il ne pouvait être question d'endocardite mais d'un arrêt de développement.

C. — Sténose en aval valvules sigmoides de lartère pulmonaire

Si la sténose acquise de l'artère pulmonaire en aval du rétrécissement des valvules sigmoïdes est fort rares, (on n'en cite que deux exemples) la sténose congénitale est assez fréquente.

Si maintenant nous envisageons seulement les affections congénitales toujours en tant que siégeant en aval du rétrécissement des valvules sigmoïdes de l'artère pulmonaire, et que nous nous demandions quelles sont des deux lésions la plus habituelle, du rétrecissement ou de la dilatation, nous sommes obligé de reconnaître que les cas de dilatation sont plus fréquents que les cas de sténose. (Voir pour plus de détails plus loin dilatation de l'artère pulmonaire.)

LESIONS ANATOMIQUES SECONDAIRES

Quelle que soit sa nature, qu'il s'agisse d'une affection acquise ou congénitale, la sténose entraîne après elle une série de malformations qu'il est bon de passer en revue, les modifications secondaires portent soit sur le cœur, soit l'artère pulmonaire, soit sur les poumons.

Du côté du cœur nous observons l'hypertrophie toujours en rapport avec le surcroît de travail qui est imposé à cet organe. Dans le cas de rétrécissement pulmonaire c'est le cœur droit, c'est le ventricule correspondant en particulier qui fournit ce surcroît de travail supérieur à celui qui est imposé au cœur gauche, ce sera donc le cœur droit et en particulier le ventricule correspodant qui subira une hypertrophie compensatrice. Le cœur gauche au contraire conservera ses dimensions ordinaires, s'il n'a pas plutôt de la tendance à s'atrophier.

En présence d'une sténose pulmonaire la différence, qui normalement existe entre le cœur droit et le cœur gauche, tendra à disparaître ; au bout d'un certain temps cette différence entre le cœur droit et le cœur gauche, pourra se chiffrer par un volume variant du simple au double en faveur du premier,

Les parois du ventricule droit sont épaissies, les colonnes charnues sont volumineuses, les muscles papillaires également. La cavité ventriculaire gauche est augmentée de capacité ; dans ce cas la cloison interventriculaire est repoussée du côté gauche et le ventricule droit fait saillie dans le ventricule gauche. La valvule tricuspide généralement saine ne vient pas insuffisante malgré l'augmentation de capacité du ventricule, parce qu'elle subit elle-même un allongement proportionnel au développement ventriculaire.

Mais si l'hypertrophie ventriculaire dont nous venons de parler existe constamment dans le cas de sténose ancienne et prononcée, cette hypertrophie n'existe pas lorsque la sténose est récente et l'ouverture qu'elle limite pas trop serrée. Dans ces conditions le muscle cardiaque n'a ni le temps, ni le besoin de réagir. — Pas de surcroît de travail, pas d'hypertrophie.

L'oreillette droite subit les mêmes modifications que le ventricule droit, comme lui elle est dilatée, comme lui elle est hypertrophiée. Le cœur gauche à l'inverse du cœur droit recevant par les veines pulmonaires moins de sang qu'à l'état normal aura une tendance à s'atrophier.

Ce que nous venons de dire du cœur gauche peut également s'appliquer à l'oreillette gauche à l'aorte, normale parfois l'aorte est le plus souvent diminué de volume.

Le tronc de l'artère pulmonaire peut présenter des altérations qui semblent incompatibles avec la présence d'un rétrécissement à son orifice ; elle est dilatée parfois même si dilatée qu'on l'a vu atteindre 10 centimètres de circonférence. Nous passerons sous silence les opinions diverses qui ont été émises pour expliquer cette dilatation. Il nous suffira de connaître le fait, il est des plus intéressants et nous sera des plus utiles quand nous ferons l'étude stéthoscopique des bruits de souffle du rétrécissement de ce vaisseau.

La dilatation ayant pour effet d'amener l'artère pulmonaire en contact immédiat avec la paroi thoracique nous explique l'intensité que présentent d'ordinaire les souffles du rétréciesement de ce vaisseau, elle nous explique également que le bruit de souffle se trouve avoir son maximum non plus à la partie interne du deuxième espace intercostal gauche (ce qui existe toujours si l'artère a son diamètre normal) mais plus en dehors à 2 ou 3 centimètres du bord gauche du sternum.

Les poumons peuvent être le siège de noyaux hémoptoïques, mais c'est une affection assez rare puisqu'on n'en connait qu'un cas, celui de Wkitley ; la tuberculisation se montre au contraire fréquemment chez les malades atteints de sténose pulmonaire. Nous nous en occuperons ultérieurement à la symptomatologie.

Les complications cardiaques les plus habituelles de la sténose pulmonaire congénitale chez l'adulte sont ;

a. l'inocclusion inter-ventriculaire.
b. la persistance du trou de Botal.
c. la communication inter-auriculaire indépendante du trou de Botal.

Quand à la persistance du canal artériel il existe mais plutôt dans le jeune âge que dans l'âge adulte; nous ne l'avons pas rencontré, nous le passerons donc sous silence dans l'étude anatomo-pathologique que nous allons faire des affections cardiaques congénitales.

La *Communication interventriculaire* existe généralement à la partie supérieure du septum (ob. IV), elle est généralement assez large pour admettre le petit doigt d'un adulte (ob. IV). Dans d'autre cette communication est loin d'être aussi apparente, d'avoir de pareilles dimensions et d'occuper la même situation. On aperçoit parfois au milieu de l'orifice sus-indiqué un orifice elleptique d'environ sept millimètres de long et trois ou quatre de large caché entre deux colonnes et situé au-dessous du point d'adossement des deux endocardes (lieu d'élection des perforations inter-ventriculaires) qui fait communiquer les deux ventricules, (ob. V).

Les bords de cet orifice présentent l'aspect des lésions congénitales ; ils sont recouverts d'une membrane analogue à celle que revêt le reste du ventricule ; les bords en sont lisses, unis, et l'endocarde à ce niveau ne présente pas de trace d'altération (ob. V, VI, VII).

Les modifications que subit le cœur dans le cas de rétrécissement de l'orifice pulmonaire sont généralement les mêmes dans tous les cas, c'est-à-dire hypertrophie du ventricule droit, de l'oreillette correspondante, rétrécissement concomitant de l'infundibalum du ventricule droit (ob. IV), ou sans modification de l'infundibulum (ob. V). Le cœur gauche est généralement atrophié, il en est de même de l'aorte.

Communication inter-auriculaire. — Cette communication peut se faire par deux procédés, ou bien par la persistance partielle ou totale du trou du Botal, ou bien par inocclusion d'un autre partie de la cloison inter-auriculaire outre le trou de Botal.

La communication peut se faire par le trou de Botal, s'il existe partiellement, la communication inter-auriculaire est constituée par une fente verticale formée par deux lamelles qui se croisent très-légèrement, la plus considérable se dirige d'arrière en avant et son bord libre semble appartenir à l'oreillette gauche, l'autre plus petite semble formée par la cloison. Parfois le trou de Botal est incomplètement fermé par un seul repli qui s'élève du bord postérieur de cet orifice laissant une ouverture arrondie de 7 à 8 mill. (Obs. VI).

Il peut arriver que la cloison inter-auriculaire soit le siège d'une ouverture autre que la persistance du trou de Botal. Cette ouverture contemporaine du trou de Botal peut avoir un diamètre suffisant pour admettre une sonde cannelée (Obs. VI) Dans ce cas-ci elle est située au-dessous du trou de Botal. Au niveau des parties qui limitent le trou de Botal il n'existe aucune espèce d'adhérence — pas de produits morbides — pas d'altération d'aucune nature.

DIAGNOSTIC DIFFÉRENTIEL AU POINT DE VUE ANATOMO-PATHOLOGIQUE DU RÉTRÉCISSEMENT CONGÉNITAL ET DU RÉTRÉCISSEMENT ACQUIS.

Pour établir les caractères qui permettent de reconnaître à l'autopsie une lésion cardiaque congénitale d'une lésion cardiaque acquise, nous ne trouvons rien de mieux que de citer ce que disent à ce sujet Potain et Rendu dans le dictionnaire encyclopédique des sciences médicales.

« Il est souvent difficile, disent ces auteurs, même en présence des pièces anatomiques, de se prononcer à cet égard. Par exemple la présence de plaques de sclérose ou d'athérome de l'artère pulmonaire quoique plus fréquents dans le cas de rétrécissement acquis ne défend pas la supposition d'une lésion congénitale.

Le siège du rétrécissement au niveau des valvules ou de l'infundibulum n'a pas plus de valeur, puisqu'une endocardite ou une endartérite peut se produire sous l'influence d'une cause générale, rhumatisme ou goutte. Il n'est pas rare de rencontrer en même temps que la sténose de l'orifice de l'artère pulmonaire une persistance du trou de Botal qui semble indiquer un arrêt de développement. Les faits de Epeer, de Monnkopff sont des exemples de ce genre. A-t-on le droit sur la seule constatation de cette lésion, d'affirmer l'origine congénitale de cette lésion ? La question est discutée ; cependant la plupart des auteurs qui se sont occupés particulièrement de ce sujet opinent pour la négative. M. Vulpian a présenté à la société anatomique un cœur avec inocclusion du trou de Botal, et il a conclu pourtant que l'affection était acquise. M. C. Paul se prononce très-catégoriquement dans ce sens. Pour lui, une sténose pulmonaire peut se développer chez l'adulte dont le trou de Botal n'est pas refermé. On sait combien est fréquente cette inocclusion quand on la recherche; les statistiques de Parrot (Bulletin-Soc. anat. 1875) en font foi.

Le doute est davantage permis quand il existe à la fois une communication des deux ventricules à travers une perforation de la cloison. Cette disposition (qui d'ailleurs coïncide souvent avec la persistance du trou de Botal) est presque toujours congénitale bien qu'elle soit parfaitement compatible avec l'existence, lorsque l'ouverture de communication n'est pas très considérable. Aussi, est-ce une forte présomption qu'il s'agit d'une lésion intra-utérine, lorsqu'on constate la réunion de ces différentes anomalies sur un même sujet. Néanmoins, on conçoit, à la rigueur, qu'une endocardite puisse produire, avec le rétrécissement pulmonaire, une destruction de la cloison. Il y a pourtant une bien forte présomption en faveur de la lésion congénitale, car, s'il est exceptionnel de voir l'endocardite atteindre la cavité droite, à plus forte raison l'est-il de la voir se localiser sur l'artère pulmonaire et la cloison inter-ventriculaire qui sont si fréquemment le siège des arrêts de développement. La seule lésion anatomique qui ne laisse aucun doute sur l'origine congénitale du rétrécissement pulmonaire, c'est l'apparence que prend dans certains cas l'artère pulmonaire. Lorsque au lieu de se dilater au-dessus de l'orifice comme c'est d'ordinaire, elle est amincie, effilée et semblable à une sorte de cordon fibreux, on peut affirmer la présence d'une sténose congénitale, car il s'agit là d'une malformation du même genre que celle qui amène le rétrécissement de l'aorte au point d'abouchement du canal artériel, à plus forte raison en est-il de même quand le vestige du canal artériel plus ou moins oblitéré subsiste. »

D'autres caractères sont encore fournis par l'absence d'une valvule sigmoïde et par l'existence d'autres malformations cardiaques dont l'origine congénitale n'est pas douteuse, abouchement de l'aorte dans le ventricule droit, inocclusion de la cloison.

Observation I

Oblitération congénitale de l'orifice de l'artère pulmonaire par un diaphragme, résultant de la soudure de ses valvules, insuffisance des valvules soudées ; faible rétrécissement de l'aorte. (D'Heilly, *cité par* Lancereaux, Atlas d'anatomie pathologique ; *texte, p. 231 ; planche 22. Figure 9*).

Maurice X..., âgé de 21 ans, commis de bureau, entré à l'Hôtel-Dieu, salle St-Benjamin, le 1er septembre 1863, meurt le 15 octobre. Père et mère bien portants. N'a jamais eu de maladie grave ; sujet, depuis son enfance, à de l'essouflement et à des palpitations ; il s'enrhume très facilement l'hiver, mais jamais eu de rhumatisme. Il y a trois ans, il a eu, à plusieurs reprises des crachements de sang et des épistaxis. Depuis trois mois, il s'est aperçu d'une augmentation dans sa dyspnée, dans ses palpitations ; il a commencé à sentir du malaise, de la perte d'appétit. Il y a six semaines que l'œdème a commencé à se montrer, d'abord autour des malléoles, puis envahissant progressivement les jambes.

Au moment de son entrée à l'hôpital, l'on constate une maigreur considérable des parties supérieures du corps, qui contraste avec l'enflure des parties inférieures: la face est congestionnée, mais n'est pas, à proprement parler, cyanosée. Dyspnée très marquée, respiration pénible et fréquente, toux légère; palpitations quand le malade se lève et pendant le travail de la digestion. A la percussion, son obscur, en arrière, dans les deux tiers supérieurs complètement nul au-dessous. A l'auscultation, on trouve le murmure, ce murmure vésiculaire faible et obscur, mélangé de râles fins et humides, en arrière et en bas, silence complet. A la région précordiale, voussure marquée; par l'application de la main, on perçoit des battements inégaux, irréguliers, assez violents.

La percussion dénote une hypertrophie considérable. A l'auscultation, bruits sourds, éloignés; à la base du cœur, double bruit A souffle très faible, mais cependant très net, le bruit disparaît quand on s'éloigne de la base. Absence du pouls veineux dans les jugulaires; le pouls radial est faible; la percussion du foie n'indique pas d'augmentation de volume. L'abdomen est volumineux et mat sur les côtés; la matité se déplace par le changement de position. Pas d'appétit, digestions laborieuses, constipation. L'examen des urines révèle l'existence d'une proportion considérable d'albumine; le liquide se prend en masse par la chaleur; sous l'influence du traitement, ce symptôme disparaît radicalement tous les quatre ou cinq jours. Après des alternatives de mieux et d'aggravation, le malade, un soir, est pris de syncope et meurt.

Autopsie. — La cavité thoracique est occupée en partie par le péricarde. Ce sac fibro-séreux, distendu par une énorme quantité de liquide transparente, a refoulé les poumons, qui sont petits, exsangues, crépitant à peine, et sont décolorés et œdémateux. Quelques tubercules crus au sommet du poumon droit ; les plèvres contiennent une petite quantité de cérosité.

Le péricarde n'offre pas de trace d'inflammation. Le cœur est considérablement hypertrophié, le ventricule gauche a sa paroi épaisse de 20 à 22 millimètres. Les parois du ventricule droit sont relativement plus hypertrophiées ; la cavité ventriculaire droite est en même temps dilatée. L'orifice auriculo-ventriculaire droit est normal, le gauche également ; l'aortique est un peu rétréci. L'ouverture de l'artère pulmonaire est occupée par un diaphragme horizontal qui a la forme d'une calotte sphérique, dont la face concave regarde le ventricule, tandis que la face convexe répond à la cavité de l'artère. La circonférence de ce diaphragme mesure 67 millimètres ; sa face inférieure, parfaitement lisse, régulière, homogène, revêtue par la séreuse, n'offre pas trace de divisions. A la face supérieure, on aperçoit soit saillies divergentes, vertiges de la séparation des valvules. Le relief, à peine indiqué près du centre, va en croissant jusqu'à la circonférence. Au centre de ce diaphragme se trouve une ouverture de 4 millimètres. Cet orifice est muni d'une sorte de rebord circulaire parfaitement régulier, qui fait saillie dans la cavité de l'artère. La face supérieure de cet opercule, à part les ondes divergentes, est parfaitement lisse ; la séreuse la revêt et paraît passer d'une face à l'autre à travers la perforation qui ne présente aucune dentelure. L'artère pulmonaire, au-dessus de cet orifice, a ses dimensions normales ; elle se divise comme à l'ordinaire. La face interne du cœur ne présente aucune trace d'inflammation : Les cloisons sont intactes. Le canal artériel a disparu. Les veines caves, supérieure et inférieure sont volumineuses et manifestement dilatées, surtout, dans le voisinage de leur embouchure.

Observation II

***Retrécissement de l'orifice de l'artère pulmonaire par MM.* Straus *et* Davaine**

Elise Simon, couturière, entre le 6 septembre 1877 à la Charité, service M. Laboulbène supplié par M. Straus. Les renseignements fournis par cette femme sur la santé de ses parents, s'arrêtent à l'année 1871, époque à laquelle elle quitta son pays. Son père avait eu plusieurs fois des fluxions de poitrine, mais il ne toussait pas d'habitude et d'après les détails ajoutés par la malade, il n'y a pas lieu de croire qu'il était phthisique.

La mère était d'une santé robuste, on apprend seulement à son sujet qu'elle avait fait plusieurs fausses couches.

La malade a eu un frère et une sœur dont la santé n'a jamais laissé à désirer.

La malade a habité successivement : Bernay (Eure), Rouen et Paris, exerçant la profession de couturière et plus spécialement de piqueuse de bottines. Elle n'a jamais eu de grandes fatigues à supporter.

Arrivée à Paris en 1871, elle a occupé de 1873 à 1876, un logement humide situé dans une terrasse qui laissait filtrer l'eau et ne prenait jour que sur le fond d'une cour étroite et profonde.

C'est après avoir habité pendant trois ans ce logement insalubre, qu'elle fut contrainte de se faire recevoir à l'hôpital Beaujon.

Depuis son arrivée à Paris, elle a du se contentrer d'une nourriture insuffisante et s'est trouvée à plusieurs reprises dans une véritable misère. Réglée vers l'âge de 15 ans, elle a toujours eu ses époques régulières. Elle voit toutes les trois semaines. Depuis quelques temps l'écoulement menstruel est plus abondant, cependant les règles auraient conservé leur coloration foncée, et dans l'intervalle des menstrues, il n'existerait pas de leucorrhée. Elle a eu deux enfants, un premier alors qu'elle avai 17 ans et demi à la suite d'une grossesse facile. Cet enfant succomba au bout de six semaines (affection indéterminée). Elle avait 25 ou 26 ans quand elle eut son deuxième enfant avant terme, au huitième mois, après une grossesse difficile; cet enfant ne survécut que quelques jours.

D'une mauvaise santé dès ses premières années, couverte de gourmes, toussant habituellement, sujette à des battements de cœur, on jugea bon à cette époque d'entretenir sur ses bras des vésicatoires dont elle porte encore les traces. Vers l'âge de huit ans, elle fit une maladie longue et grosse de nature indéterminée. Déjà quelques années auparavant elle avait été atteinte du croup.

A dix huit ans, elle eut une fièvre typhoïde qui dura six semaines. Elle se trouvait à Rouen et entra dans le service de *M. Leudet où son cœur fut déjà l'objet de l'attention des médecins.*

Elle parait avoir échappé aux différentes fièvres éruptives.

Il est certain qu'elle n'a jamais eu de rhumatismes.

Interrogé sur l'époque à laquelle on veut faire remonter ses palpitations, elle répond qu'elle les a toujours éprouvées, que dès sa plus tendre enfance, elle ne pouvait courir sans être rapidement essoufflée. Une seule fois, en janvier 1877, tandis qu'elle prenait tranquillement son repas, elle eut une syncope qui n'eut qu'une courte durée et qui ne fut d'ailleurs suivie d'aucun phénomène nouveau.

La toux n'est pas moins ancienne chez elle que l'oppression et la sensation de battements de cœur. Chaque hiver elle s'enrhumait, mais cette prédisposition au rhume s'est accrue au milieu des mauvaises conditions où elle a vécu depuis 5 années à Paris.

A la fin de l'hiver 1875-1876, elle fut prise pour la première fois de crachements de sang. Les hémoptysies se répétèrent pendant un mois environ. L'été apporta quelque soulagement à son état. Mais dès le début de la mauvaise saison, la toux revint opiniâtre fatigante et avec la toux se montrèrent des frissons, une fièvre vive reparaissant chaque soir, des sueurs nocturnes, des vomissements. Il lui fallut se faire recevoir à l'hôpital Beaujon où elle resta depuis le 26 octobre 1876 jusqu'au 15 janvier 1871 (service de M. Hayem). Elle sortit de l'hôpital sans être guérie et les symptômes graves qui l'avaient déterminée à s'y faire soigner ont toujours persisté.

Etat actuel. — Le 6 septembre 1877, la malade se présente à l'hôpital de la Charité. Depuis huit jours elle tousse davantage, elle a de l'oppression, des frissons, une fièvre vive le soir, l'appétit est perdu et les quelques aliments que la malade ingère sont rendus par les vomissements qui déterminent la toux. La faiblesse l'oblige de garder le lit pendant presque toute la journée. Elle n'accuse pas en ce moment aucune sensation de battements de cœur. L'amaigrissement est très notable sans être extrême. La face est peucolorée, pas de rougeurs de pommettes ni de teinte particulière aux lèvres. La peau, celle qui revêt les extrémités offre également une coloration normale. Les doigts présentent à un haut degré la déformation dite (en baguettes de tambour) déformation également accusée aux deux mains. Il n'existe pas d'œdème des extrémités.

La respiration est assez fréquente (28), un peu sifflante et s'accompagne d'une sensation pénible (de manque d'air). La toux est quinteuse et provoque une expectoration abondante composée de crachats muco-purulents nageant dans un liquide séreux, légèrement mousseux à la surface.

L'examen de la poitrine fournit les renseignements suivants : La région précordiale n'offre aucune déformation. Il n'y existe pas de soulèvement ni de battements appréciables à la vue ; mais à la palpation, on perçoit nettement le choc de la pointe du cœur au niveau du 5e espace intercostal à quelques centimètres en dedans de la ligne du mamelon. Le choc d'une intensité moyenne est perceptible dans une grande étendue correspondant aux cinquième, quatrième et troisième espaces intercostaux gauches, mais son intensité décroit du cinquième espace vers le troisième.

Plus haut, on n'a plus la sensation d'un choc, mais d'un frémissement certain intense, très-accusé au niveau de la troisième articulation chondro-sternal, du 2e espace intercostal mais acquérant seulement toute sa force dans le premier espaces intercostal, immédiatement sous la clavicule et se propageant jusqu'au creux sous claviculaire. A droite du sternum le frémissement n'existe pas. La région correspondante est sonore à la percussion et d'ailleurs la matité précordiale n'est exagérée ni en étendue ni en intensité.

A l'auscultation, on entend un souffle rapeux et prolongé exactement systolique, se confondant avec le frémissement cataire tant par durée que par le temps et le siège de la production. Le maximum d'intensité de ce souffle est en effet d'une manière bien manifeste dans une zône limitée en dedans par le sternum en bas par la 3e côte gauche, en haut, par la clavicule gauche. De là il se propage en décroissant non seulement à toute la région précordiale sur les limites de laquelle il a encore une grande intensité, mais à toute la poitrine, se percevant facilement encore à la partie inférieure et postérieure du thorax à droite et à gauche du rachis. Le souffle se propage encore au cou et à la racine des membranes supérieures. Cette propagation est pour ainsi dire, différente et indépendante des gros vaisseaux (branches de la crosse aortique et aorte descendante).

Le deuxième bruit du cœur s'entend difficilement à cause du souffle râpeux et prolongé de la systole.

Le rythme des battements du cœur n'est altéré en aucune façon, le pouls radial est petit et peut-être accéléré, mais il est régulier, égal, sans intermittences. Les pulsations des deux radiales sont synchrones et présente absolument les mêmes caractères.

Au cou, l'examen des artères, l'exploration du creux sus-claiculaire et du creux sus-sternal, ne révèlent rien; le jugulaire ne présente ni son ni recurrence.

Le creux épigastrique n'est le siège d'aucun battement.

L'examen des poumons révèle une altération de ces organes sous la clavicule, la percussion n'indique pas de modifications bien notables de la sonorité, ni de l'élasticité au doigt mais elle provoque de la douleur, malgré l'intensité du souffle cardiaque, l'oreille distingue sous la clavicule gauche des râles muqueux, sous la clavicule droite, du souffle caverneux, et si le malade tousse, du gargouillement. On constat des deux côtés une exagértion de la résonnance locale.

En arrière, matité, résistance au doigt, douleur à la percussion et dans le quart supérieur surtout du côté droit. De ce côté dans la fosse sus-épineuse, souffle caverneux, gargouillement provoqué par la toux. A gauche on entend dans la même région des râles caverneux.

Le reste de la poitrine, sonore à la percussion, présente des râles sibilants disséminés.

La voix n'est pas altérée. Foie normal. Rate normale. Rien à signaler du côté du tube digestif, les vomissements ont cessé, il n'y a pas de diarrhée.

Rien à signaler du côté des urines.

La malade quitte l'hôpital de la charité vers les premiers jours d'octobre pour entrer dans le serv ce de M. Strauss à l'hôpital temporaire. Son état général est toujours mauvais. Amaigrissement considérable, perte d'appétit, oppression le soir élévation de température.

Le 20 octobre il advint une diarrhée incoercible et à partir de ce moment la maladie prend une marche rapide.

L'auscultation fait constater les progrès de la fonte tuberculeuse, et à chaque systole on perçoit des râles humides, dans le poumon gauche au niveau de la région précordiale.

L'examen de la poitrine permet de constater une déformation. La partie supérieure est large et portée en haut du côté gauche. La région du premier et deuxième cartillages gauche est soulevée avec un summum au niveau de la première articulation chondro-sternale gauche.

Au niveau des premier et deuxième espaces intercostaux gauche, il existe des battements visibles et correspondant à la systole cardiaque.

Légère augmentation de la matité précordiale dans le sens vertical et transversal.

Matité verticale 10 centimètres
— transversale 14 —

Observation III

Rétrécissement de l'orifice de l'artère pulmonaire, par M. Letoussey, *interne, Soc. anatom.*, 1877, *p.* 482.

X..., 24 ans, découpeur de cartons, entra, le 20 avril dernier, dans le service de M. Ferrand (hospice d'Ivry). Pâleur, maigreur considérables, sueurs nocturnes, toux habituelle, trois hémoptysies antérieures, tels étaient les symptômes rationnels qui nous firent diagnostiquer la phthisie pulmonaire. Depuis son enfance, le jeune homme était faible, essoufflé, incapable de se livrer à des travaux pénibles, mais, chose à noter, jamais il n'avait eu de cyanose.

M. Strauss, qui remplaçait alors M. Ferrand, fit l'examen méthodique de la poitrine.

Du côté des poumons, matité au sommet et craquements humides.

Du côté du cœur, un bruit de souffle énorme s'entendait au premier temps et à la base ; son maximum était à gauche, sous la clavicule. La propagation était des plus manifestes, et on entendait le souffle très nettement à la pointe, dans le cou et jusqu'au niveau de la dixième vertèbre dorsale. Le pouls, très faible, surtout à droite, était régulier et fréquent. En présence des antécédents du malade (palpitations, essoufflement datant de l'enfance), enfin, à cause des caractères du souffle cardiaque, M. Strauss diagnostique un rétrécissement de l'orifice pulmonaire, ancien, sinon congénital et ayant amené, probablement par nutrition incomplète, une phthisie pulmonaire

L'autopsie est venue, le 17 juillet, confirmer ce diagnostic : les poumons étaient farcis de tubercules du haut en bas, surtout à droite. Aux sommets, quelques cavernules ; l'induration du tissus était telle, qu'elle nous expliquait aisément la propagation du souffle cardiaque. Trace de pleurésie ancienne.

Le cœur était énorme : l'hypertrophie portait surtout sur le ventricule droit ; l'oreillette droite était très dilatée, remplie de caillots récents. L'orifice aortique était sain. Les valvules de l'orifice pulmonaire étaient soudées par leurs bords, sans traces d'athérôme ou d'endocardite. Elles représentaient un diaphragme à convexité dirigée en haut et percé à son centre par un orifice de 8mm de diamètre. L'artère pulmonaire était de calibre normal. L'aorte dilatée ; elle le paraissait d'autant plus que les artères carotide primitive gauche et sous-clavière gauche et le tronc brachio-céphalique étaient d'un diamètre fort peu développé.

M. Ferrand chercha le canal artériel, le trou de Botal et la cloison inter-ventriculaire ; l'oblitération était complète.

Le rein et le foie étaient cardiaques, pas de tubercule ailleurs.

L'autopsie montre qu'il s'agit d'un rétrécissement acquis. L'absence d'athérôme et de trace d'inflammation en fait foi.

Observation IV

Inocclusion de la cloison inter-ventriculaire avec rétrécissement de l'artère pulmonaire chez un jeune homme de 21 ans, par M. Dumontpallier, médecin de l'Hôpital de la Pitié.

(*Bulletins de la Société médicale des hôpitaux de Paris*, 1880, p. 441.)

Ph. Adolphe, forgeron, âgé de 21 ans, entrait dans mon service, salle Serres, à l'Hôpital de la Pitié, à la fin de l'année 1881

A cette époque, ce malade présentait les symptômes d'une maladie du cœur, œdème des extrémités inférieures, dyspnée, souffle systolique. Il n'existait point de graves complications pulmonaires; il n'y avait pas d'albuminurie. Le pouls était régulier. On prescrivit les purgatifs, le vin diurétique du Dr Trousseau, et le malade sortait bientôt de l'hôpital, guéri de son oppression et de l'œdème, mais le bruit de souffle systolique persistait.

Le 20 septembre 1885, Ph... demande de nouveau son entrée à l'hôpital, parce qu'il a été pris d'oppression depuis quelques jours et que ses jambes sont enflées; de plus, il existe une coloration bleuâtre du visage avec bouffissure. Cette coloration du visage est tellement accusée, que l'idée d'un mélange du sang veineux au sang artériel et partant d'une communication probable entre le cœur droit et le cœur gauche, s'impose à notre esprit. Le pouls avait conservé sa régularité et avait une forme et une résistance moyennes. L'examen du cœur est pratiqué avec soin; nous constatons la matité de la région cardiaque dans une étendue un peu plus considérable qu'à l'état normal, et un bruit de souffle systolique très intense, très rapeux, dont le maximum correspond à l'insection de la troisième côte gauche sur le sternum. Ce bruit n'était point perçu dans les vaisseaux du cou et il était notablement affaibli dans le deuxième espace intercostal droit et à la pointe du cœur. Il n'y avait point de pouls jugulaire. L'orifice tricuspide était suffisant. Donc le siège du bruit de souffle systolique au-dessous de l'orifice aortique et l'orifice pulmonaire, venait confirmer l'hypothèse d'une communication interventriculaire, laquelle hypothèse avait été suggérée par le fait qui avait frappé, la coloration bleuâtre de la face et des mains.

Pendant plusieurs semaines nous pûmes constater les différents degrés de la cyanose, et parfois même, la disparition presque complète, mais toujours le bruit de souffle avait son maximum au niveau de l'insection de la troisième côte gauche.

Plus tard, le malade eut moins d'appétit, il présenta de la fièvre et des quintes de toux. Nous constatons alors les signes non douteux de tuberculisation pulmonaire, et il était tout naturel de se demander, conformément aux observations consignées dans le mémoire de notre collègue C. Paul, si la tuberculose n'était pas la conséquence d'un rétrécissement de l'artère pulmonaire. Alors nous avons recherché, avec grande attention, s'il n'existait pas de bruit systolique dans le deuxième espace intercostal gauche. Ce bruit de souffle intercostal existait, mais il était très faible. Nous avons été conduits à supposer qu'il pouvait avoir son siège à l'orifice pulmonaire, par ce seul fait qu'il se prolongeait obliquement vers la clavicule gauche dans une étendue de trois ou quatre centimètres. Il était bien difficile de percevoir nettement ce faible bruit, puisqu'il était couvert par le bruit de souffle très fort que nous rapportons à l'inocclusion inter-ventriculaire, et c'est, je le répète, la prolongation de ce souffle très faible vers la clavicule, qui nous fit accepter l'existence probable d'un rétrécissement de l'artère pulmonaire, compliqué de tuberculose pulmonaire. Je dois faire remarquer que d'autres personnes qui examinèrent le malade au moment où la complication était devenue manifeste, rapportèrent le bruit du souffle systolique intense de la base au rétrécissement de l'artère pulmonaire. Quoi qu'il en soit, je formulai le diagnostic dans les termes suivants :

1° Communication inter-ventriculaire au cœur droit et au cœur gauche ainsi que j'avais été conduit à admettre par le double fait de la coloration bleuâtre du visage et au souffle systolique interne au niveau de l'insection de la troisième côte du sternum.

2° Rétrécissement probable de l'orifice pulmonaire, ainsi que m'invitait à l'admettre le prolongement d'un souffle faible vers la région claviculaire et l'existence de la tuberculose pulmonaire.

La phthisie pulmonaire fit de rapides progrès, surtout dans le poumon droit, où les signes cavitaires étaient très étendus, et le malade succombait le 26 octobre.

Voici ce que l'examen anatomique nous permit de constater :

1° Une hypertrophie du cœur, portant surtout sur les parois du cœur droit ;

2° Un rétrécissement très marqué de l'orifice pulmonaire, orifice qui aurait pu admettre seulement l'introduction d'une plume d'oie; les valvules très petites étaient proportionnées à l'exiguité de l'orifice. Les deux valves externe et postérieure étaient souples et libres ; la valve interne, rigide, était incrustée de produits calcaires.

L'infundibulum préartériel était rétréci. Nous n'avons pu constater les dimensions de l'artère pulmonaire au-dessus du rétrécissement, parce qu'elle avait été coupée, mais le volume de cette artère devait être en rapport avec l'exiguité de l'orifice.

3° Les parois du cœur droit et des colonnes intraventriculaires étaient notablement hypertrophiées.

4° Une large communication interventriculaire existait dans la partie la plus élevée du septum.

Cette communication admettait le petit doigt d'un adulte et était située immédiatement au-dessous des valvules sigmoïdes de l'aorte.

L'orifice de l'aorte était normal, ses valvules souples. L'orifice mitral ne présentait aucune altération organique; les parois et les colonnes musculaires du cœur gauche étaient normales, peut-être existait-il un peu d'hypertrophie au cœur gauche, mais l'hypertrophie était notable surtout pour le cœur droit.

Les cavités des oreillettes étaient normales, le trou de Botal était fermé de même que le canal artériel, ainsi qu'en témoignait la cicatrice de ce canal dans l'aorte.

La description anatomique des lésions était en résumé : hypertrophie du cœur prédominante pour le ventricule droit. Large communication interventriculaire au-dessous de l'origine de l'aorte, rétrécissement de la valve interne et un arrêt de développement de l'orifice de l'artère pulmonaire qui ne pouvait admettre toute la colonne sanguine, laissant passer une quantité de ce sang dans le ventricule gauche pendant la systole cardiaque.

Observation V

Rétrécissement de l'artère pulmonaire. — Communication des deux ventricules par M. Petit interne des hôpitaux

Le nommé Billaud Gaston, âgé de 21 ans, profession garçon boucher entre le 7 février 1881, hôpital Beaujon, service de M. Féréol, salle St-Jean, lit n° 22.

Les parents du malade sont encore survivants, son père, dit-il, est rhumatisant. Il a perdu trois frères et trois sœurs qui sont morts vers l'âge de trois ou quatre ans; lui-même pendant son enfance, n'a été atteint d'aucune maladie sérieuse, il est auss robuste, aussi vigoureux que les autres enfants de son âge; il n'éprouvait pendant les jeux ou exercices fatigants ni essoufflement ni palpitations.

Vers l'âge de dix-huit ans, il contracta une bronchite qui l'obligea de garder le lit pendant six semaines, au bout de ce temps, bien qu'incomplètement guéri, il reprit son travail de boucher, mais il s'aperçut que sa force musculaire avait diminué et que les efforts un peu considérables lui étaient pénibles, il remarqua également à cette époque, que l'ascension des escaliers, la marche rapide lui occasionnaient de l'essoufflement. Trois mois plus tard il entra à l'hôpital St-Antoine pour une varioloïde, il en sortit au bout de quinze jours, malgré l'avis du chef de service qui lui conseillait de rester d'avantage, ce qui laisserait à penser qu'on avait dès ce moment constaté chez lui des signes de lésion organique. Trois semaines après, il contracta une nouvelle bronchite et entre à l hôpital Beaujon, dans le service du Dr Gombault; il sort deux mois après pour retourner dans sa famille (juin 1879).

Pendant son séjour chez ses parents, il est pris d'hémoptysies abondantes et l'oppression qui persistait depuis sa dernière bronchite augmente rapidement. Le moindre travail le fatigue outre mesure, il éprouve de fréquents vertiges et se voit contraint d'entrer dans le service du Dr Gombault. Il éprouvait à cette époque (mai 1880) de violentes palpitations accrues par le moindre mouvement et déterminant des accès d'étouffement; la toux était fréquente, l'expectoration assez abondante; pas d'hémoptysie. Le diagnostic porté fut celui de malformation congénitale du cœur; il n'y avait pas de signes de tuberculose pulmonaire.

A cette époque, M. Féréol fut chargé du même service à l'hôpital Beaujon Il constate à l'examen du cœur de ce malade une légère voussure de la région précordiale avec extension de la matité cardiaque; à la palpation, les battements sont forts et fréquents et s'accompagnent d'un frémissement cotaire systolique assez intense qui semble maximum un peu au-dessus et en dedans du mamelon. — L'auscultation révèle un bruit de souffle nettement systolique dont le maximum se trouve dans le troisième espace synchondro-sternal gauche; le souffle assez rude se propage vers la pointe du cœur, mais diminue rapidement d'intensité si l'on s'éloigne de son foyer maximum dans toute autre direction. A la pointe même on perçoit un léger dédoublement du premier bruit.

Le pouls irrégulier, égal des deux côtés n'offre aucun caractère spécial. La face est légèrement bouffie et présente une teinte cyanique intermittente et d'intensité variable. L'oppression est considérable. — Un peu d'amélioration s'était montrée dans le courant de juin, le malade quitte de nouveau l'hôpital et retourne chez lui. — Il ne tarde pas à être pris de diarrhée, de sueurs profuses, de douleurs vives dans le thorax; la dyspnée et la toux augmentent. L'expectoration devient plus abondante, l'insomnie presque absolue, aussi se décide-t-il à rentrer une seconde fois à Beaujon, le 7 février 1881.

Il présente à ce moment les mêmes signes fonctionnels et physiques observés en mai 1880, mais du côté des poumons on constate de la matité aux deux sommets avec souffle caverneux et gros râles humides, marqués partout à droite. — Expectoration muco-purulente abondante. — Fièvre hectique,

La maigreur s'est accentuée; les doigts présentent la déformation en massue très-marquée. Un peu d'œdème des membres inférieurs. Les veines du cou sont turgescentes et animées de faibles battements. La face est cyanique, bleuâtre, mais cette coloration disparaît parfois pendant un jour ou deux. — La voix est enrouée, presque aphone, la pression au niveau du larynx est douloureuse. L'appétit est conservé mais la toux amène de fréquents vomissements. La diarrhée est presque continuelle. Le foie dépasse le rebord costal de près de trois travers de doigt. Insomnie habituelle, quelquefois rêves bruyants.

20 février. Alternative d'amélioration et d'aggravation. Cyanose intermittente. On constate un léger souffle systolique, doux à la pointe. Le souffle rude siége toujours dans le troisième espace intercostal avec propagation vers la pointe. — Les symptômes de la phthisie pulmonaire et laryngée s'accroissent chaque jour. Dyspnée intense habituelle, allant parfois jusqu'à l'orthopnée.

4 mars. Depuis trois jours la cyanose de la face est devenue permanente. Le pouls est petit, misérable, mais régulier. L'œdème des membres inférieurs a beaucoup augmenté et a gagné le scrotum et le bas-ventre. L'oppression est extrême.

5 mars. Le malade meurt à sept heures du soir.

Autopsie. 36 heures après la mort.

Cage thoracique. Nombreuses adhérences pleurales surtout au niveau du sommet des deux poumons. Pas d'épanchement dans la plèvre. Les deux poumons sont infiltrés de tubercules à diverses périodes. Cavernes multiples aux deux sommets ; énorme caverne à droite, ganglions péribronchiques volumineux et caséeux. Trois à quatre cuillerées de liquide jaunâtre dans le péricarde qui est lisse et ne présente aucune trace d'inflammation.

Le cœur est notablement hypertrophié et le ventricule droit est volumineux, saillant et pourrait être pris au premier aspect pour le ventricule gauche; il a treize centimètres de hauteur et douze de large. La hauteur totale est de 17 centimètres 1/2; son poids, avec les caillots, de 590 grammes.

A la coupe, on constate une hypertrophie considérable des parois du ventricule droit et de la cloison interventriculaire qui semble refoulée dans la cavité du ventricule gauche ; ces parois ont une épaisseur de 17 à 18 millimètres. L'oreillette droite est hypertrophiée; six colonnes charnues font une saillie notable dans la cavité.

La valvule mitrate est souple et normale. L'orifice aortique est sein, le calibre de l'aorte est manifestement rétréci. Le canal artériel est oblitéré, le trou de Botal est fermé par un septum normal. La valvule tricuspide présente quelques traces d'endocardite légère; son orifice semble dilaté. L'infundibulum de l'artère pulmonaire n'est pas rétréci; mais les valvules sigmoïdes sont rétrécies, indurées, soudées par leurs bords et forment une sorte de dôme refoulé du côté du vaisseau et ne présentant à son sommet qu'un petit orifice ovalaire, pouvant à peine admettre une sonde de trousse. Vu par l'artère pulmonaire ce dôme présente assez exactement l'aspect du museau de tanche.

Au premier abord la cloison interventriculaire semble ne présenter de perforations en aucun point, mais en examinant la paroi interne de l'infundibulum pulmonaire, on constate un orifice elliptique d'environ sept millimètres de long sur trois ou quatre de large situé entre deux colonnes charnues et faisant communiquer les deux cavités ventriculaires. Les bords de cet orifice sont lisses, unis, l'endocarde ne présente à ce niveau aucune trace d'altération. La partie de cette cloison interventriculaire au niveau de laquelle les deux endocardes sont adossés, et qui représentent le point d'élection des perforations interventriculaires, est absolument saine.

Rien à noter dans les viscères abdominaux. Foie volumineux d'aspect muscade. Reins conjestionnés. Un peu d'ascite.

Observation VI

Rétrécissement de l'artère pulmonaire ; communication des deux ventricules et des deux oreillettes par M. Ménétrier, *interne à l'hôpital Tenon. (Service de M.* Trosier). *(Société anatomique 1884.*

Eléonore D. âgée de 15 ans est entrée le 6 août à l'hôpital Tenon, salle Rayer, atteinte de cyanose et de pleurésie gauche. Sa mère bien portante jusqu'à il y six mois (actuellement atteinte de tuberculisation pulmonaire peu avancée), a eu quatre autres enfants, tous bien conformés. La grossesse s'était passée sans accidents. Jusqu'à l'âge de six mois et demi, l'enfant n'avait rien présenté d'anormal, mais alors à l'occasion d'un rhume apparut le cyanose, principalement aux lèvres et aux doigts, se montrant aussi, quoique moins accentuée, dans toutes les parties du corps. La coloration bleue persiste depuis, avec des variations d'intensité, mais sans jamais disparaître complètement. Du reste, D.... resta toujours faible et maladive. Elle eut la rougeole à 8 ans, sans grand accident.

Il y a cinq ans, ses jambes enflèrent une première fois, puis de nouveau l'an dernier. A ce moment elle cracha le sang pendant deux jours et commence à souffrir du côté gauche. Ce fut alors qu'elle entra à l'hôpital.

On lui trouva un épanchement abondant dans la plèvre gauche et la ponction permit d'en retirer deux litres de liquide.

Depuis cette époque jusqu'au mois de janvier 1884, ou nous avons pu l'observer, son état reste à peu près stationnaire, avec quelques alternatives de mieux et de pis. A ce moment elle présenta une cyanose généralisée, surtout prononcée à la face; les muqueuses, lèvres, gencives, conjonctives sont presque noires. La teinte est beaucoup moins accusée sur le tronc, mais on remarque un duvet abondant à la surface du corps. Les doigts violacés, se terminent en massue; les ongles très-développés se recourbent à leur extrémité.

A l'examen de la poitrine, on trouve le côté gauche légèrement bombé, non douloureux, absolument mat à la percussion, les vibrations y sont abolies, le murmure respiratoire ne s'entend pas, et l'on perçoit seulement la propagation des bruits au cœur. Du côté droit respiration puérile. Le cœur est refoulé par l'épanchement et les battements sont facilement perceptibles à droite du sternum, jusqu'à deux doigts au-dessous du mamelon de ce côté. Au contraire on les sent à peine à gauche. A l'auscultation souffle systolique, intense, siégeant dans le deuxième espace droit à 3 centimètres environ du sternum et se propageant vers l'articulation sterno-claviculaire droite. On l'entend aussi dans les vaisseaux du cou. Les veines jugulaires sont volumineuses, mais le reflux se produit seulement à droite.

Le pouls est petit, inégal, irrégulier, très-rapide (104). Le foie, volumineux, déborde de trois doigts les fausses côtes droites, il est douloureux à la pression.

La malade est très-maigre; il n'a pas d'appétit et digère difficilement. Elle n'est pas réglée, mais sa mère ne l'a été qu'à 16 ans.

Les urines peu abondantes, (près d'un litre par jour) sont légèrement albumineuses. Il n'y a pas d'abaissement de la température centrale, et même pendant quelques temps, celle-ci s'est maintenue au-dessus de 38°. Enfin la malade est très-impressionnable; à la moindre émotion la cyanose devient intense, en même temps qu'elle ressent des palpitations violentes. Dans le courant de janvier apparaît de l'œdème aux membres inférieurs, en même temps que les phénomènes de stase veineuse s'aggravent. Aussi le 25 on fait une ponction qui retire 2 litres 3/4 de liquide louche séro-purulent. Une amélioration notable succède à l'opération, le cœur est moins élevé, la respiration plus facile, la cyanose moins intense et la respiration s'entend du côté gauche de la poitrine.

Cependant l'œdème ne disparaît pas complètement ; au bout de quelques jours il recommence à augmenter et s'étend de plus en plus, en même temps que les phénomènes d'embarras circulatoires se reproduisent et que l'épanchement remplit de nouveau la plèvre gauche. La température s'élève un peu le soir (38°, 5). Le 25 février, on pratique encore la ponction et on retire 1 litre 1/2 de liquide plus franchement purulent. Nouvelle amélioration suivie de nouvelle rechûte. Cette fois, les phénomènes asystoliques ne sont pas dus à l'augmentation de l'épanchement pleurétique, car la sonorité se perçoit à gauche et la respiration s'entend également dans la plus grande partie de la poitrine. Mais l'anasarque atteint des proportions considérables. La cyanose est intense, la dyspnée excessive. Les battements de cœur sont précipités, le souffle persistant toujours avec les mêmes caractères ; le pouls très-rapide (134), est aussi très-irrégulier ; les urines rares 200 gr. très albumineuses. Enfin l'asphyxie progressive entraîne la mort le 19 mars.

Autopsie le 21 mars. — A l'ouverture du thorax on trouve le cœur sur la ligne médiane, débordant à peu près à droite et à gauche. Il est très-volumineux (son poids, vide de sang, est de 300 grammes) ; toute sa face antérieure est formée par le ventricule droit et l'oreillette droite. L'aorte semble sortir du ventricule droit, tandis que l'artère pulmonaire est en grande partie cachée en arrière.

Le ventricule droit est hypertrophié ; ses parois présentent une épaisseur moyenne de 1 centimètre et 1/2. L'orifice auriculo-ventriculaire droit est normal. L'infundibulum de l'artère pulmonaire est considérablement rétréci, admettant à peine le pulpe de l'index et diminuant rapidement jusqu'à n'avoir plus qu'un diamètre de 2 millimètres au niveau des valvules ; celles-ci sont petites et ratatinées, et l'on ne peut trouver trace que de deux nids valvulaires.

Au-dessus, l'artère pulmonaire se dilate progressivement et finit par présenter un calibre assez voisin de la normale. Il n'en reste pas trace de canal artériel.

En arrière de l'infundibulum, au-dessus du pilier antérieur de la triscuspide, la cloison interventriculaire est interrompue; elle se termine par un rebord mousse, sur lequel prennent insertion quelques cordages de la valvule, et qui limitent avec la grande valve de la mitrale un orifice faisant communiquer le ventricule gauche avec le droit. Au dessus partant également des deux ventricules et à cheval sur la cloison ainsi interrompue, s'ouvre l'aorte. Deux de ses valvules semblent appliquées sur les parois du ventricule droit, et il ne reste au ventricule gauche que celle qui surmonte la mitrale. L'oreillette droite, énormément dilatée, occupe presque toute la base du cœur; elle communique avec l'oreillette gauche par le trou de Botal incomplètement fermé par un mince repli, qui s'élève du bord postérieur de cet orifice (celui-ci présente encore un diamètre de 7 à 8 millimètres). Au-dessous se trouve encore un orifice plus petit, admettant à peine une sonde cannelée et qui fait également communiquer les deux oreillettes.

Le ventricule gauche est petit, encore rétréci par la saillie du ventricule dans sa cavité. Les parois mesurent 11 à 12 millimètres d'épaisseur. Le canal aortique aboutit à l'orifice interventriculaire et se continue seulement par l'une de ses parois (la grande valve de la mitrale) avec les parois de l'aorte. L'oreillette gauche est toute petite, presque réduite à son auricule, elle communique avec l'oreillette droite par les orifices déjà signalés. La plèvre gauche tapissée de fausses membranes renferme une certaine quantité de liquide purulent. Le poumon seulement adhérent au sommet est petit et rétracté non vide d'air cependant. Il renferme deux petits noyaux crétacés au sommet. Le poumon droit également peu volumineux est sain, on n'y trouve pas de trace de tubercules. Le foie d'un aspect muscade pèse 1555 grammes. La rate est multilobulée, molle, elle pèse 100 grammes. Les reins 100 gr. sont d'un rouge violacé, très-congestionnés. La poitrine est remplie d'une grande quantité de liquide ascitique. Les organes génitaux sont bien conformés.

Observation VII

Rétrécissement de l'artère pulmonaire. - Trou de Botal conservé

Vilain (Marie Gabrielle), dès sa plus tendre enfance, a présenté quelque chose d'insolité dans sa physionomie. Aussitôt qu'elle se livrait à un exercice un peu pénible, sa figure se colorait d'un rouge violacé. Sa respiration était habituellement gênée, surtout lorsqu'elle montait un escalier. A 47 ans, elle cessa d'être réglée et commença à se plaindre de palpitations accompagnées d'une douleur aigüe dans la région précordiale, plus tard quand elle marchait moins à pas lents, elle devenait tellement bleuâtre qu'elle n'osait se montrer dans la rue. Elle était sujette à des hémorrhagies nasales dont une surtout fut effrayante par son abondance et sa durée, sa constitution fut toujours assez faible, sa taille prit peu de développement ; elle resta fille et mena toujours une vie irrégulière.

La région précordiale était le siège de battements tumultueux, en appliquant la main sur cette région, on sentait une espèce de frémissement semblable à celui que fait éprouver un corps élastique qu'on fait vibrer fortement.

Elle succombe à 57 ans des suites d'un kyste suppuré de l'encéphale.

L'autopsie fit reconnaître, outre la présence d'un kyste suppuré dans l'hémisphère droit, les lésions cardiaques suivantes.

Le cœur avait un volume énorme, il pesait 12 onces. L'oreillette droite était très-développée la fosse ovalaire très profonde ; une ouverture résultant d'un défaut d'oblitération du trou de Botal, de quatre lignes environ, existait dans son fond et établissait une communication entre les deux oreillettes. On voyait, dans les deux cavités, des vestiges de valvule qui, dans des sujets bien constitués, ferment le trou de Botal. L'orifice de communication entre la cavité de l'oreillette droite et celle du ventricule du même côté, était étroit. Les parois du ventricule droit avaient une épaisseur qui pouvait varier de 11 à 16 lignes.

L'artère pulmonaire offrait, à son ouverture de communication avec le ventricule droit, une cloison horizontale, du côté de la cavité artérielle, comme du côté de la cavité ventriculaire percée à son centre d'une ouverture de 2 lignes 1/2 un diamètre parfaitement circulaire. Elle offrait sur sa concavité trois petits replis ou rides. Mais on ne voyait, ni sur sa face supérieure, ni sur l'inférieure, aucune trace de séparation de cette cloison en trois valvules, au-dessus de cette cloison l'artère pulmonaire. Il ne présentait rien de particulier (Bertin, in Recherches anatomiques sur l'encéphale par Lallemand t. II p. 7 — ou son mémoire C. F. sur le rétrécissement de l'artère pulmonaire. Société médicale des hôpitaux 1871.

Observation VIII

Rétrécissement de l'orifice de l'artère pulmonaire chez un jeune homme de 19 ans. (Ob. personnelle).

Jeune homme de 21 ans, né à Paris, entre à l'Hôtel-Dieu, service de M. Proust, salle St-Christophe n° 17 le 26 mai 1888.

Père mort à 32 ans de la poitrine, mère également morte de la poitrine à 38 ans. D'après ce qu'on lui aurait dit, le malade aurait eu de la cyanose depuis sa naissance jusqu'à l'âge de 8 ou 9 ans. Il s'essoufflait facilement, ne pouvait pas courir, aurait eu à dix ans la fièvre typhoïde et le carreau, n'a pas pu marcher avant 2 ans et demi, s'enrhumait assez facilement. Etait sujet étant enfant à de fréquentes palpitations. Etant enfant il a vu quelques médecins qui lui ont donné de la digitale pour ses palpitations. A l'âge de neuf ans la cyanose a diminué, les palpitations sont restées aussi fréquentes. A l'âge de 13 ans il a voulu apprendre le métier de graveur, et comme il avait à porter des fardeaux assez lourds, la cyanose est revenue avec une grande gêne de la respiration, ce qui l'a obligé à abandonner ce métier là. Du reste chaque fois qu'il faisait une course un peu longue, ou déployait des efforts considérables, il devenait cyanosé ; il dut alors prendre des métiers moins fatiguants, comme celui de photographe et de clerc d'avoué.

En avril 87 à été soigné chez M. Potain pendant cinq semaines puis à l'hôtel-Dieu dans le service de M. Bucquoy pendant le même laps de temps environ. Il a eu à sa sortie de l'Hôtel-Dieu quelques douleurs rhumatismales pour la première fois, ces douleurs ont duré 8 jours.

Entré à l'Hôtel-Dieu pour la 2e fois le 26 mai 1888 toujours pour palpitations il est admis dans le service de M. Proust. Voici les symptômes qu'il présente. Sans être fort, notre malade est assez bien constitué, son système pileux n'est pas développé, le malade a à peine de légères moustaches. On peut constater un peu de cyanose surtout au niveau des mains ; mais elle est très peu accusée à l'état du repos sur le reste du corps. — Les testicules sont bien développés. On ne trouve chez lui aucune anomalie de développement

Les fonctions digestives se font parfaitement bien. Notre malade a toujours des palpitations principalement quand il fait un effort ; ces palpitations s'accompagnent alors surtout d'un essoufflement et d'une gêne de la respiration. Un peu d'étourdissement et un peu de vertige quand il baisse la tête. Après une longue marche il se plaint de douleurs au niveau de la région prcordiale au-dessous de la claviculegauche, douleurs en forme de poids d'assez longue durée. Le malade se plaint encore au niveau de la pointe, de quelques douleurs pongitives qui sont de beaucoup plus courte durée. Il se plaint également pendant son travail de douleurs partant de la région sous-claviculaire gauche pour aller s'irradier dans le bras gauche jusqu'à l'extrémité des doigts. Ce malade ressent toujours ces douleurs en dehors des heures des repas. Pas de douleurs inter-scapulaires.

Examen physique de la région précordiale.

On note à l'inspection une voussure assez marquée du côté gauche au niveau de la région précordiale, un soulèvement considérable de la paroi sur une étendue de 5 à 6 centimètres carrés au moins. Le choc de la pointe est assez fort, mais se perçoit sur une large surface. Il est accompagné d'un frémissement qui devient de plus en plus net et dont le maximum d'intensité correspond au deuxième espace intercostal gauche. En même temps, à ce niveau là, surtout en se rapprochant du côté du sternum on perçoit à la palpation un claquement qui coïncide avec le début du frémissement. Ce claquement a son maximum au niveau du bord gauche du sternum dans le deuxième espace intercostal. Ce claquement parait se modifier sous l'influence des mouvements respiratoires. Le frémissement se perçoit tout le long du sternum jusqu'à l'appendice xyphoïde.

Il est probable qu'on a affaire à une transmission des bruits morbides par l'os sternal. On ne perçoit rien à la droite du sternum. La matité précordiale n'a pas augmentée. Au niveau de la base on constate dans l'espace intercostal gauche un souffle rapeux extrêmement marqué, occupant le 1er temps, mais couvrant le petit silence et le second temps en partie. Le souffle est accompagné d'un claquement dont le maximum est situé à gauche du sternum au niveau du 2e espace intercostal. On a ce claquement directement sous l'oreille; le claquement manque de temps en temps probablement sous l'influence de certains mouvements respiratoires. Le souffle constaté s'irradie sous la clavicule gauche où il est extrêmement fort et se propage également sous la clavicule droite, mais d'une manière moins intense, il s'irradie également du côté de la pointe, il couvre ainsi les battements de cœur, et en s'associant à eux, donne un rhytme qui rappelle celui du rétrécissement mitral. En arrière au niveau de la racine de la bronche gauche on retrouve le même souffle, A droite il est beaucoup moins intense. Au point de vue de la percussion en arrière de la poitrine pas de modifications sensibles. Au point de vue de l'auscultation la respiration est un peu rude aux deux sommets, mais beaucoup plus au sommet gauche. Pas de battements artériels au cou, pas de pouls veineux. Le foie a ses limites normales. Le pouls est régulier mais petit.

SYMPTOMATOLOGIE

La sténose pulmonaire, avons-nous dit, peut siéger au niveau des valvules sigmoides en amont de ces valvules pour constituer la sténose préartérielle de C. Paul, ou bien elle peut siéger en aval de ces valvules.

La symptomatologie de la sténose pulmonaire au niveau des valvules étant la seule nette et précise, c'est la seule que nous aurons en vue dans notre description.

Les symptômes de la sténose pulmonaire au niveau des valvules sigmoïdes sont de deux variétés.

A. Les symptômes du rétrécissement proprement dit.

B. Les symptômes de l'hypertrophie cardiaque.

A. Symptomes du rétrécissement proprement dit comprenant.

1° Les troubles fonctionnels.
2° Les signes stéthoscopiques.

1. *Troubles fonctionnels.*

Les malades atteints de sténose pulmonaire se plaignent d'étouffement, d'inaptitude a exercer des efforts prolongés. Ils ont de la dypsnée; une toux persistante qu'exagère la marche, que calme le repos. Des hémoptysies peuvent accompagner cette toux, mais habituellement les hémoptysies sont assez rares et selon la remarque de Chevers, l'attitude particulière des malades peut fournir un symptôme de grande valeur; les malades atteints de sténose pulmonaire préfèrent le decubitus dorsal. Ils se trouvent subitement soulagés dans la position horizontale ; ils éprouvent une gêne respiratoire excessive quant on les fait placer sur leur séant, et cela à l'inverse des cardiaques ordinaires qui étouffent lorsqu'ils sont couchés et se trouvent mieux dans la position assise.

Un autre symptôme encore important est l'absence d'œdème des jambes et des signes de la stase veineuse périphérique.

Les battements du cœur sont d'une régularité qui se maintient généralement pendant toute la vie, et cette régularité des battements du cœur dans le cas de sténose pulmonaire est frappante, si on l'oppose à l'irrégularité et l'incoordination si spéciales des affections mitrales.

Enfin citons, comme troubles fonctionnels appartenant d'une façon plus particulière à l'orifice pulmonaire, une gêne persistante de la circulation se traduisant par la tendance au refroidissement et l'altération de la nutrition.

Quand à la cyanose, elle n'est pas le symptôme obligé de la sténose pulmonaire. Si l'on s'en rapporte aux statistiques établies à ce sujet par C. Paul, ce phénomène manque dans bien des cas de rétrécissement acquis. Salmon va plus loin puisqu'il déclare que dans aucun cas de rétrécissement acquis (thèse de Paris 1872) la cyanose n'a pas été observée jusqu'à cette époque.

Quel est donc dans l'étiologie si controversée de la cyanose l'opinion exacte ou du moins la plus vraisemblable? L'étiologie de cette affection divise les esprits en deux camps. Les uns affirment que la coloration des téguments est due mélange des deux sangs résultant de la communication des deux cavités droites avec les cavités gauches du cœur.

Pour les autres, le rétrécissement pulmonaire seul jouerait un rôle prépondérant dans la production de ce phénomène. La difficulté pour résoudre cette question résulte de ce que le rétrécissement pulmonaire est le plus souvent lié soit à l'inocclusion du trou de Botal, soit à une perforation interventriculaire, soit aux deux réunies et qu'en présence de ces lésions multiples il est difficile de dire laquelle de ces lésions est la cause productrice de la coloration des téguments; et même, dans les cas où le cœur présente une seule de ces malformations, la question reste encore en litige (thèse de Paris 74 Hugues) (Daniel 1874 thèse de Paris) M. Daniel à l'exemple de Parrot croit que le rétrécissement de l'artère pulmonaire tient la place la plus importante dans la production de la cyanose laquelle deviendrait un signe pathognomonique du rétrécissement congénital.

Pour nous, nous croyons que la cyanose n'est pas le symptôme forcé ni de rétrécissement, ni de la communication des oreillettes entre elles ou des ventricules entre eux, qu'elle n'est pas autrement dit, la conséquence fatale du mélange du sang veineux et du sang artériel, On peut la rencontrer dans toutes les affections; il suffit que ces affections, pour une cause ou pour une autre, soient capables d'empêcher l'hématose de se faire dans des proportions suffisantes. La cyanose est loin d'être le symptôme habituel et constant des affections cardiaques congénitables, tant s'en faut! si toutefois nous la faisons figurer au nombre des symptômes du retrécissement congénital, elle n'y figure qu'à titre de symptôme complémentaire. De son absence on n'est pas endroit de conclure à une affection cardiaque non congénitale, et sa présence ne dénote pas fatalement la nature congénitale de cette affection.

2. *Signes stéothoscopiques.*

Le symptôme le plus constant du rétrécissement pulmonaire nous est fourni par l'auscultation; c'est un souffle à caractère spéciaux que nous étudierons successivement. Les caractères se tirent du siège de ce souffle, du moment où ce souffle se produit, de sa durée, de son timbre, de sa propagation et des phénomènes qui l'accompagnent.

Siège. — Le souffle de la sténose pulmonaire s'entend dans toute la région précordiale, mais son maximum d'intensité a lieu à la base du cœur, au niveau du deuxième espace intercostal gauche, à 1, 2 ou 3 centimètres du bord gauche du sternum, au point qui répond à l'artère plus ou moins dilatée.

Quelquefois cependant le maximum d'intensité du bruit de souffle peut se produire au bord inférieur du cartilage de la 3e côte gauche, ou à l'articulation sternale du même côté.

Moment où il se produit et sa durée. — Ce souffle se produit au premier temps, il est donc systolique, de plus il est prolongé; il commence au premier temps, se développe pendant toute la durée de la systole et se termine un peu avant le claquement des valvules qui donnent un deuxième bruit nettement frappé. Ce souffle peut se prolonger en outre, de façon à voiler le premier bruit du cœur, à remplir le petit silence et à couvrir le plus souvent le second bruit qui est plus ou moins marqué, mais qu'on percevra sûrement en appliquant le stéthoscope soit à droite du sternum, soit à la pointe, soit à l'appendice xyphoïde.

Timbre. — Ce bruit de souffle a pour caractère d'être intense, dur, rapeux, comparable à un bruit de rape ou de soufflet. Ce bruit de souffle peut être perçu par l'oreille loin de son foyer maximum de production. On peut l'entendre dans l'hypocondre droit, à la pointe du cœur, dans la région sus-claviculaire, à la région inter-scapulaire; il peut avoir une intensité telle qu'il couvre à lui seul le bruit respiratoire. Mais pour que cette transmission se fasse il faut évidemment qu'elle soit favorisée par le changement survenu dans les conditions physiques des organes qui avoisinent l'orifice pulmonaire. L'induration des poumons permettra d'entendre ce bruit à la région inter-scapulaire. L'hypertrophie du ventricule droit favorise sa propagation vers le foie, où on l'entend parfois. Mais, s'il est vrai, d'une façon générale, que ce bruit de souffle couvre la région cardiaque et qu'il se propage avec une grande intensité loin de son centre de production on doit reconnaître cependant que dans les conditions ordinaires, quand les organes qui avoisinent l'orifice pulmonaire, n'ont pas subi de modifications physiques capables de favoriser, de renforcer même la propagation du souffle, l'intensité de ce souffle diminue à mesure qu'on s'éloigne de son foyer central, sauf en haut et en dehors, car il se propage d'une façon remarquable suivant le trajet de l'artère pulmonaire se dirige vers la clavicule, mais caractère important, ce souffle n'atteint pas cet os. Ce souffle n'est déjà plus perceptible au niveau de la rencontre de la crosse de l'aorte avec la bifurcation de l'artère pulmonaire et ne se propage pas dans les vaisseaux du cou.

Ce souffle ne se propage pas non plus du côté droit du sternum.

Variations de l'intensité du souffle par la position et par l'effort. — L'intensité du bruit de souffle varie avec la position qu'occupe le malade. Le malade est-il couché le bruit se montre dans toute son intensité, est-il debout, le bruit diminue, mais reste toujours perceptible.

L'intensité du bruit varie également avec l'effort, le malade fait-il un effort violent d'expiration en fermant les « narines et la bouche, l'ondée sanguine de l'artère pul- « monaire diminue, le souffle se réduit peu à peu et arri- « ve presque à disparaître ; à ce moment si l'on rend au « malade la liberté de sa respiration, il fait des inspira- « tions très-grandes, le sang de l'artère pulmonaire afflue « sans obstacle et les bruits reprennent progressivement « leur intensité première et la dépassent même un moment (Const. Paul). »

Les variations du bruit de souffle suivant la position qu'on donne au malade s'expliquent toujours d'après C. Paul, par ce fait que, dans la station debout, la circulation de l'artère pulmonaire se trouve ralentie par la pesanteur, tandis que, dans la position horizontale, c'est l'inverse qui a lieu, la pesanteur accélère le cours du sang dans l'artère et donne lieu à des bruits plus intenses.

B. SIGNES DE L'HYPERTROPHIE

Les symptônes fournis par l'hypertrophie sont donnés par la percussion et la palpation.

Ces symptômes sont identiques à ceux que donnent l'hypertrophie du cœur droit. La pointe n'est pas abaissée, ce qui est le contraire quand l'hypertrophie porte à gauche. Dans le premier cas, dit C. Paul, le cœur tourne sur son axe, comme dans le cas ou un épanchement de la plèvre gauche vient à refouler le cœur ; la percussion dénote une augmentation de la région précordiale principalement à droite ; la ligne verticale de matité peut dépasser le bord droit du sternum d'une façon excessive parfois, puisqu'elle peut atteindre la ligne mamelonnaire à droite du sternum, mais ces cas sont rares.

Le bord diaphragmatique du cœur droit se rapproche de plus en plus de l'horizontale, et l'on peut arriver à l'exemple de C. Paul à cette vérification en recherchant avec soin, par la percussion d'une part, le bord supérieur du foie, et d'autre part, la pointe du cœur. On pourrait également s'aider du palper pour reconnaître où bat le cœur.

c. SYMTOMES CONCOMITANTS

Ce sont des palpitations sensibles pour le malade et souvent perceptibles à la main de l'observateur; c'est une voussure observée dans certains cas par Frédrichs, Dittrich, Mankopff; c'est un frémissement cataire plus ou moins intense se produisant au moment de la systole; d'ordinaire, ce frémissement est fort léger, il peut être cependant, quoique très rarement, très intense comme dans un cas rapporté par Mankopff. Dans ce cas particulier, le frémissement était sans doute provoqué par les rugosités de l'orifice, car dans les cas ordinaires, lorsque le bord valvulaire est mince et souple, le bruit de souffle est doux et il n'y a pas de frémissement.

Ce frémissement se produit, avons-nous dit, au moment de la systole, mais il a son maximum d'intensité là où le souffle a également son souffle d'intensité. Le maximum d'intensité, dans ces cas, a lieu au niveau du 2e ou 3e espace intercostal, à 2 ou 3 centimètres du bord gauche du sternum. — La propagation du frémissement suit la direction du bruit du souffle, c'est-à-dire en haut et en dehors vers la clavicule gauche.

Ce frémissement constitue, avec le bruit de souffle, les deux signes pathognomoniques de la sténose pulmonaire.

On doit encore citer, comme symptôme concomitant, une « sensation d'impulsion » se produisant parfois au moment où se produit le souffle. Cette « sensation d'impulsion » est produite par la diastole de l'artère pulmonaire qui, parfois, est susceptible de traduire ses battements au niveau du 2e espace intercostal gauche, par des ondulations synchrones à la systole.

Le pouls est régulier, très petit, et sur le tracé sphygmographique, le soulèvement correspondant à la diastole est extrêmement peu marqué.

EVOLUTION — DURÉE — DIAGNOSTIC

Dans les cas ordinaires de sténose congénitale pulmonaire, la circulation générale n'est nullement altérée, la circulation pulmonaire ne l'est pas non plus, grâce au surcroît d'énergie du ventricule droit qui a subi l'hypertrophie compensatrice.

Le malade ressent tout au plus un peu de gêne de la respiration, un peu de dyspnée, il est seulement incommodé par la toux qui le fatigue.

Aussitôt que le ventricule droit se dilate et s'affaisse, dès que la tâche qu'il a pour mission d'accomplir surpasse ses forces, les accidents les plus fâcheux apparaissent. Ce sont les congestions des poumons, la dilatation excessive des veines du cou, la cyanose de la face et des extrémités, la bouffisure du visage, c'est une dyspnée plus pénible et plus marquée, c'est une excessive dilatation des veines trahissant la gêne respiratoire. Ces troubles du côté de la petite respiration ont pour résultat d'amener l'œdème des poumons, ces épanchements pleuraux, la congestion pulmonaire, et plus tard, à ces symptômes, qui sont en somme les symptômes de toutes les cardiopathies arrivées à leur période ultime de leur évolution, se joindront et les syncopes fréquentes et les hémorrhagies. Dans le cas de sténose pulmonaire, ces hémorrhagies sont plus habituelles que dans les cas des maladies du cœur. Ces hémorrhagies sont du plus fâcheux augure. Aussitôt qu'elles apparaissent, le pronostic pour la vie des malades est grave, très grave. La mort survient à brève échéance.

Sous peu de temps, le malade succombe au milieu des symptômes généraux des affections cardiaques arrivées à la période d'asystolie.

Tel est le mode habituel de terminaison des individus porteurs d'un rétrécissement de l'artère pulmonaire. Cependant ils peuvent succomber à une phthisie pulmonaire consécutive parfois, sinon toujours, à une malformation congénitale de l'artère pulmonaire.

La relation qu'il y a d'une part entre le rétrécissement pulmonaire acquis ou congénital, et d'autre part la phthisie pulmonaire n'est pas une seule coïncidence ; il y a entre elles deux une relation de cause à effet; le fait n'est pas douteux.

C'est ce qui ressort des statistiques publiées sur cette question en Allemagne par Stollker, Stollker, sur 116 cas de rétrécissements congénitaux de l'artère pulmonaire, a rencontré la phthisie pulmonaire 15 fois, c'est-à-dire sur le 11e des malades ; le même auteur fait la même remarque à propos du rétrécissement pulmonaire acquis.

En 1867, Lebert publie un travail important sur les relations qui unissent la tuberculose pulmonaire avec les lésions de l'artère pulmonaire et arrivait aux conclusions suivantes. Sur 24 cas de rétrécissement pulmonaire, il rencontrait des altérations tuberculeuses, et cela chez des malades nullement prédisposés héréditairement. A ses yeux le poumon gauche paraissait être atteint de préférence, qu'il s'agisse de lésions congénitales ou acquises. Cette remarque avait été faite par Mannkopff en 1863 (*Arch. f.* n° 1 *anat-and phys.)* et avant lui par Norman Chevers (*London, Méd. Gaz.*, oct. 1851 qui a été frappé de la fréquence de la tuberculose comme complication des affections du cœur droit.

C. Paul a repris cette question en se fondant sur des statistiques plus étendues et est arrivé à des conclusions analogues (*Gaz. hebd.*, 1871, n° 27).

Enfin Solmont signale également cette relation entre les tuberculoses pulmonaires et la sténose pulmonaire.

Pour notre part, sur les 8 obs. de rétrécissement pulmonaire congénital que nous reproduisons et dont l'une nous est personnelle, on trouve :

4 fois la tuberculose pulmonaire vérifiée à l'autopsie.

2 fois constatée par les signes stéthoscopiques et signes rationnels que fournit la clinique.

1 fois douteuse.

1 fois absente vérification à l'autopsie.

On voit donc par ces chiffres que la relation qui existe entre le rétrécissement pulmonaire et la tuberculose est des plus évidente d'autant plus évidente que dans la plupart de ces cas cités dans les statistiques l'hérédité tuberculeuse n'existait pas chez les malades.

Durée. — La durée de la vie chez des malades atteints

de rétrécissement congénital de l'artère est variable; généralement les enfants qui viennent au monde avec des affections congénitales de l'artère pulmonaire meurent de bonne heure; le rétrécissement de l'artère pulmonaire ne laissant pas dans la majorité des cas, vivre longtemps. D'après les recherches de C. Paul sur 33 malades atteints de sténose congénitale confirmée par l'autopsie :

5 sont morts dans la 1re année.
5 — de 1 à 5 ans.
6 — de 5 à 10 —
8 — de 10 à 20 —
7 — de 20 à 30 —
2 — au-dessus de 30 ans, l'un à 34 et l'autre à 57 ans.

Sur nos 8 cas de sténose pulmonaire chez l'adulte on trouve les résultats suivants :

3 sont morts de 20 à 21.
1 est mort à 24.
1 — à 16.

Pour deux autres cas, il s'agissait de deux malades, l'un était une femme d'une trentaine d'années (obs. II), elle quitta l'hôpital présentant tous les symptômes d'une tuberculose avancée, l'autre était un jeune homme de 21 ans, (obs. VIII) qui a quitté l'hôpital au contraire dans un état relativement satisfaisant.

La malade qui fait l'objet de l'obs. VII meurt à 57 ans d'un affection étrangère à la lésion cardiaque.

En résumé donc, nous pouvons dire qu'il y a deux formes de rétrécissement congénitaux. Dans la première forme les accidents apparaissent pour ainsi dire dès l'enfance caractérisés par de la cyanose, soit par des palpitations fréquentes, et quand l'enfant a grandi par l'impossibilité à faire des efforts un peu marqués. Ces accidents peuvent aller en s'améliorant, de telle façon que le malade vive sans être trop incommodé par sa lésion. C'est ce que nous avons noté chez le malade dont nous rapportons l'observation (obs. VIII). Chez lui dans la première enfance la cyanose était permanente, mais elle a disparu ne revenant que sous l'influence d'un effort, d'une course, d'un ascension d'escalier.

Chez d'autres malades au contraire arrivés à l'âge adulte, le cœur, fatigué de la lutte qu'il subit depuis longtemps dans de mauvaises conditions, faiblit, les accidents asystoliques mortels peuvent apparaître, s'il ne survient pas une autre complication également mortelle, la tuberculisation pulmonaire.

Dans une deuxième variété de rétrécissement congénital les symptômes fonctionnels quelquefois même physiques manquent absolument pendant l'enfance et la jeunesse et n'apparaissent que tardivement. Tel est le cas d'une observation présentée par Vulpian, ou la malade avait 30 ans, quand les premiers symptômes du rétrécissement apparurent. L'apparition tardive des symptômes avait conduit Vulpian à émettre des doutes sur la nature congénitale de cette lésion, malgré les caractères anatomo-pathologiques. Tel est le cas également de l'observation V, ou le malade avait 18 ans, lorsque apparurent les symptômes d'une lésion cardiaque congénitale (rétrécissement pulmonaire avec communication inter-ventriculaire) et cependant pendant son enfance ce malade n'avait été atteint d'aucune affection sérieuse, il était robuste, aussi vigoureux que les enfants de son âge, il n'éprouvait pendant les jeux ou exercices fatiguants, ni essoufflement ni palpitations.

Une chose à noter, c'est que, lorsque les lésions de l'artère pulmonaire congénitale apparaissent tardivement et d'une façon soudaine, leur évolution est rapide et la mort arrive à brève échéance au bout d'un an, deux ans au plus.

Le malade qui est l'objet de l'observation V, n'en est-il pas un exemple frappant ?

DIAGNOSTIC

Le souffle de la sténose pulmonaire pourrait à la rigueur être confondu avec le souffle du rétrécissement aortique, avec le souffle de l'insuffisance mitrale dans des cas exceptionnels, avec le souffle de l'anémie, avec les frottements péricardiques.

On peut établir le diagnostic différentiel du rétrécissement pulmonaire et aortique en se basant sur les données suivantes : le souffle dans ces deux affections présente bien de grandes analogies, dans les deux cas il est superficiel, généralement à timbre rude, ayant son maximum d'intensité à droite du sternum, deuxième espace intercostal droit, dans le cas de rétrécissement aortique; à gauche du sternum, deuxième espace intercostal gauche dans le cas de rétrécissement pulmonaire; mais par suite d'une disposition anatomique spéciale du poumon, les conditions de transmission du bruit peuvent être changées, et alors il devient difficile de déterminer d'une façon exacte, précise, mathématique, le foyer maximum d'intensité du souffle. C'est en présence de ces cas assez rares il est vrai, que la direction de la propagation de ces souffles permettra de résoudre le problème. Le souffle a-t-il de la tendance à se propager vers la clavicule droite jusque dans la carotide, on a affaire à un rétrécissement aortique, se propage-t-il vers la clavicule gauche qu'il n'atteint pas, on a affaire à un rétrécissement de l'artère pulmonaire.

Le souffle de l'artère pulmonaire pourrait être confondu avec les souffles qu'on rencontre dans les cas d'anémie; mais sans rappeler les symptômes caractéristiques de l'anémie, l'auscultation du cou dans l'anémie révèlera un bruit du souffle des jugulaires, tandis que le souffle du rétrécissement pulmonaire se propage peu ou pas dans les vaisseaux.

L'insuffisance mitrale est presque toujours facile à distinguer du rétrécissement pulmonaire, parce que le foyer de production du bruit de souffle dans cette affection s'entendant à la pointe; le foyer de production du bruit de souffle dans le cas de sténose pulmonaire s'entend à la base. Dans le cas d'insuffisance mitrale, le bruit de souffle se propage vers l'aisselle où on peut l'entendre. Dans le cas de sténose pulmonaire, le bruit de souffle se propage vers le bord interne de la clavicule. Les cas réellement épineux sont ceux où il existe la fois un souffle à la pointe et à la base; alors, il est difficile d'établir nettement si l'un de ces bruits n'est pas la propagation de l'autre, ou bien s'il n'est pas une double lésion mitrale et aortique ou pulmonaire. Ainsi, on cite quelques cas, deux ou trois croyons-nous, où le diagnostic offrait de sérieuses difficultés. Le malade de Ch. Bernard en était un. Ce malade présentait un bruit de souffle dur, rapeux, très intense, couvrant le premier bruit et siégeant à la pointe ; ce souffle se propageait indifféremment dans toute la région précordiale en diminuant d'intensité à partir de son centre de production.

On avait admis comme diagnostic un rétrécissement de l'orifice mitral avec hypertrophie ; or il s'agissait, l'autopsie en fit foi, d'un rétrécissement préartériel des plus prononcés.

Dans ces cas douteux, qui sont heureusement fort rares, on se basera, pour établir le diagnostic, sur l'analyse des symptômes généraux et des troubles fonctionnels : ils ont, en effet, une grande importance. Dans le cas de rétrécissement pulmonaire, la dyspnée prédomine avec les phénomènes thoraciques. Dans l'insuffisance, on trouve presque toujours de l'œdème, des stases sanguines, des infiltrations viscérales.

Les *frottements péricardiques* peuvent revêtir un caractère soufflant. On pourrait, s'ils se produisent à la base du cœur, les confondre avec un souffle du rétrécissement aortique ou avec un souffle du rétrécissement de la sténose pulmonaire ; mais on doit se rappeler que les frottements péricardiques ne correspondent pas exactement à un foyer d'auscultation, ils ne sont pas constants, ils apparaissent, disparaissent et reparaissent alternativement, ils se produisent sur place, ils ne se propagent pas au-delà de la région précordiale ni dans les vaisseaux.

Telles sont les principales variétés de souffle qu'on pourrait confondre avec le souffle du rétrécissement pulmonaire. La constation d'une communication inter-ventriculaire permettra d'affirmer le caractère congénital de la lésion. Aussi allons-nous donner, en terminant, les signes de cette communication d'après M. Roger.

IV. — SYMPTOMATOLOGIE DE L'INOCCLUSION INTER-VENTRICULAIRE

Signes positifs. — Signes négatifs

Signes positifs. { Signes stéthoscopiques. / Signes physiques.

Les signes stéthoscopiques se résument dans un souffle, un bruissement indicateur de cette communication des deux ventricules. Ce « bruissement » a des caractères particuliers. Il est généralement :

a. Intense. — Il a son maximum d'intensité non à la pointe du cœur (comme dans les altérations des orifices auriculo-ventriculaires), non à la base droite (comme dans le rétrécissement aortique). Son maximum d'intensité siège sur le tiers supérieur de la région précordiale, il est médian, comme la cloison inter-ventriculaire, il siège sur le sternum au-dessous des orifices aortique et pulmonaire.

b. Unique. — Ce souffle est unique et prolongé, très prolongé même, car il commence avec la systole et couvre les deux bruits normaux du cœur.

c. Fixe. — Ce bruit ne se propage pas dans les gros vaisseaux, tandis que cette propagation est souvent constatée pour le souffle pathologique dépendant de la sténose des orifices artériels.

Du point central ou ce souffle a son maximum d'intensité, il rayonne dans toutes les directions mais s'affaiblit graduellement.

Signes physiques.

a. — Large impulsion de la masse totale du cœur.

b. — Choc assez peu marqué de la pointe.

c. — Frémissement cataire fort étendu. Ce frémissement cataire est en corrélation exacte avec le bruit de souffle ou bruissement.

Signes négatifs.

Les signes négatifs faciliteront également le diagnostic.

On n'observe pas dans les cas de malformations du cœur les variatiations que présentent les maladies du cœur.

Ainsi on n'observe pas de variations dans la matité plus ou moins étendue de la région précordiale (avec ou sans voussure).

On observe pas de variations dans le degré d'énergie des battements et du choc lequel est sujet à des déplacements, ni de variation dans l'intensité des vibrations tactiles.

Dans le vice de conformation du cœur, la lésion est une, identique à elle-même, à peine changeante avec les années; dans les affections cardiaques, les lésions sont multiples, inconstantes passibles de changements plus ou moins rapides.

Dans la malformation cardiaque les signes physiques

sont peu nombreux, permanents, immobiles avec des troubles fonctionnels non marqués. Dans les affections du cœur on trouve des périodes très-nettes (péricardite, endartérite) un état aiguë, puis chronique avec ou sans retour offensif; de là un ensemble de symptômes locaux ou généraux qui marqueront des phases successives et varieront incessamment avec l'évolution de la maladie.

CONCLUSIONS

I. — Le rétrécissement pulmonaire congénital loin d'être incompatible avec l'existence, peut s'observer chez l'adulte.

II. — Les signes de la sténose pulmonaire congénitale apparaissent dans la majorité des cas de très bonne heure après la naissance; cependant cette lésion congénitale peut rester fort longtemps à l'état latent ne traduisant sa présence par aucun symptôme.

III. — Les signes peuvent n'apparaître qu'à l'âge adulte et leur apparition brusque pourrait faire croire à une affection acquise.

IV. — Quand les symptômes du rétrécissement pulmonaire congénital apparaissent tardivement, l'évolution de la maladie est beaucoup plus rapide que dans les cas ou les symptômes datent de l'enfance.

V. Le retentissement pulmonaire congénital amène la mort soit par asystolie, soit par tuberculose pulmonaire concomitante ; mais dans certains cas, à mesure que le malade avance en âge les troubles fonctionnels diminuent et l'on a guérison relative.

9 Juillet 1888.

INDEX BIBLIOGRAPHIQUE

HUGUES. — Thèse de Paris 1874. — Des oblitérations et des rétrécissements pulmonaires.

SOLMON (Raymond). — Du rétrécissement pulmonaire acquis. Thèse de Paris (1872).

DANIEL (Alexandre). Etude sur les lésions congénitales de l'artère pulmonaire (Thèse de Paris 1874).

HEILLY (Eugène d'). — Des oblitérations et des rétrécissements congénitaux de l'artère. (Thèse Paris 1864).

HUGUES (Alfred). — Des oblitérations des rétrécissements congénitaux de l'artère pulmonaire. — (Thèse, Paris, 1874).

DEBELY. — Thèse, Montpellier, 1878. — Rétrécissement congénital de l'artère pulmonaire.

ROGER. — Mémoire sur la communication congénitale des deux cœurs par inocclusion du septum interventriculaire. — (Bulletins de l'Académie de Médecine 1879).

C. PAUL. — Mémoire sur le rétrécissement acquis.

VIMONT. G. (Thèse, Paris 1882). — Etude sur les souffles du rétrécissement et de l'insuffisance de l'artère pulmonaire.

Imp. des Écoles, Henri Jouve, rue Racine, 23, à Paris.

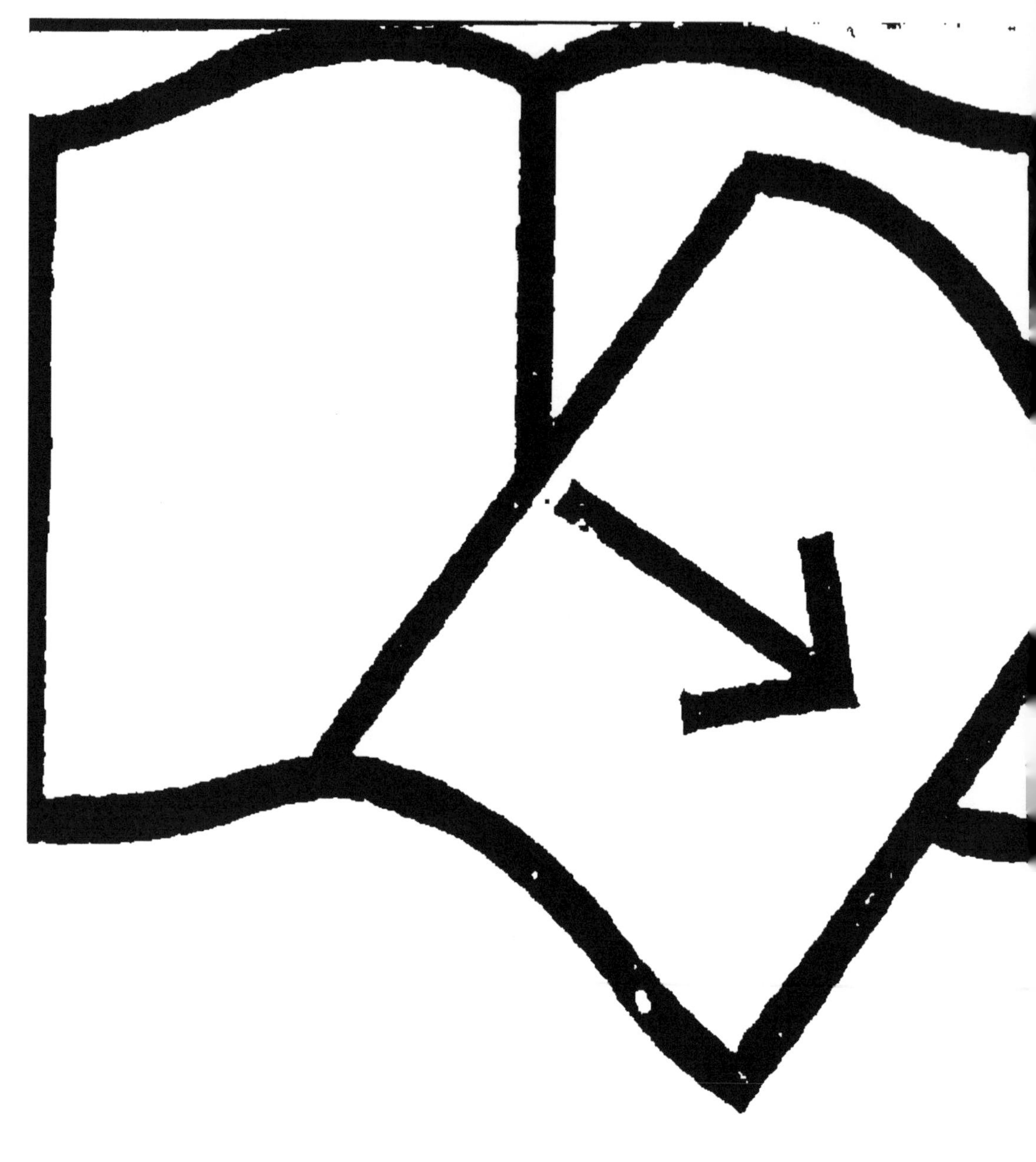

Documents manquants (pages, cahiers...)

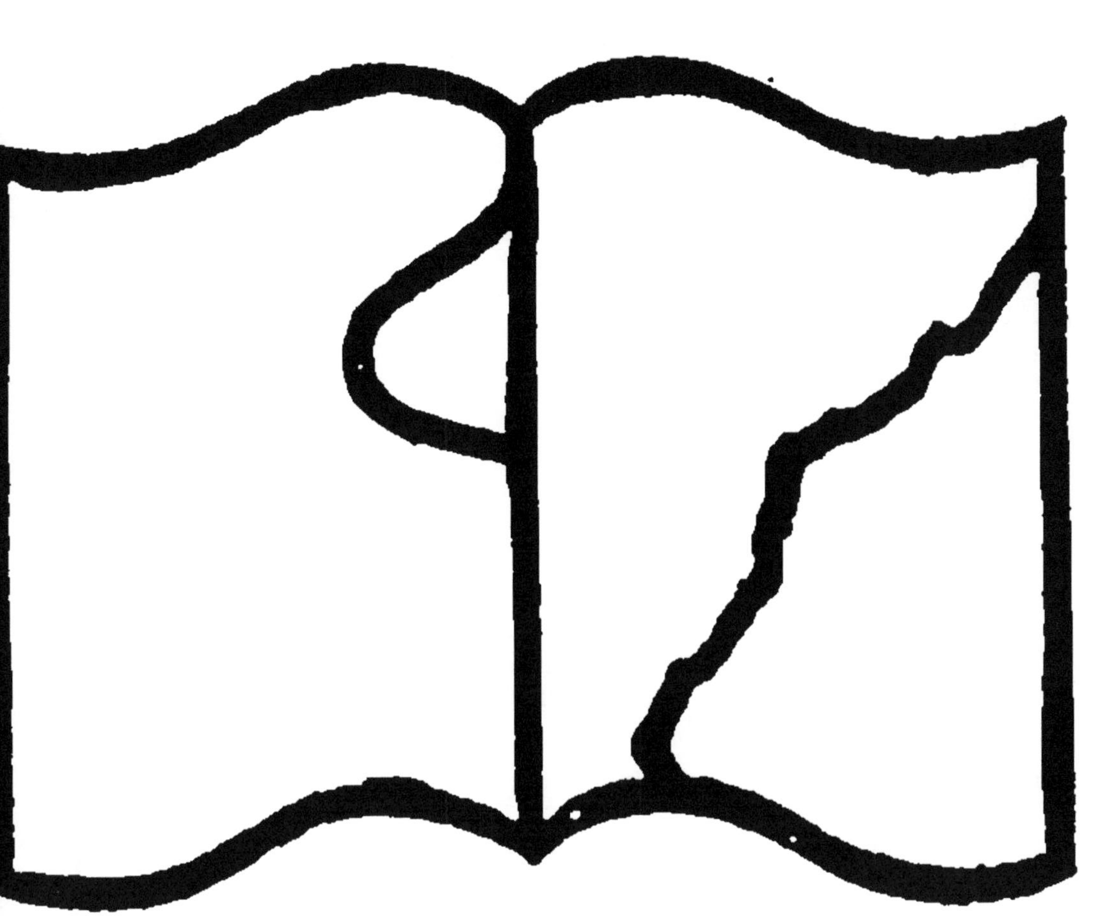

Texte détérioré — reliure défectueuse

NF Z 43-120-11

IMPRIMERIE DES ÉCOLES
Henri JOUVE, 23, Rue Racine, Paris

www.ingramcontent.com/pod-product-compliance
Ingram Content Group UK Ltd.
Pitfield, Milton Keynes, MK11 3LW, UK
UKHW020313220726
13923UKWH00003B/1115